INSPIRATIONEN

100 WEGE ZUR ACHTSAMKEIT

INSPIRATIONEN

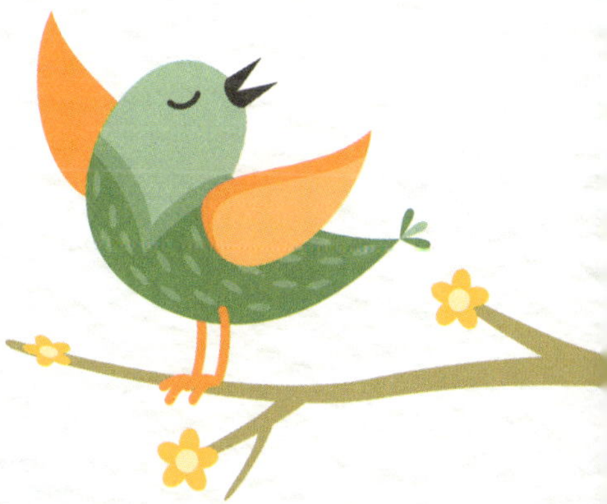

Liebe Leserin und lieber Leser,

in Händen halten Sie ein Buch, das Ihnen zu einem inspirierteren, achtsameren und gelasseneren Leben verhelfen wird. Es macht Lust, eine neue Perspektive einzunehmen und die Dinge von einer anderen Seite zu betrachten. Es zeigt Wege, das Ungewöhnliche, Inspirierende in alltäglicher Beschäftigung zu entdecken. Und es macht Mut, eigene Ideen zu verfolgen und der eigenen Kreativität auf die Spur zu kommen.

Inspiration hat viel mit einem gesunden Körpergefühl zu tun. Um den Körper zu entspannen und auf neue Weise zu erspüren, haben wir in diesem Buch sowohl einige wirkungsvolle Übungen als auch kleine Wellness-Anwendungen zum Selbermachen zusammengestellt.

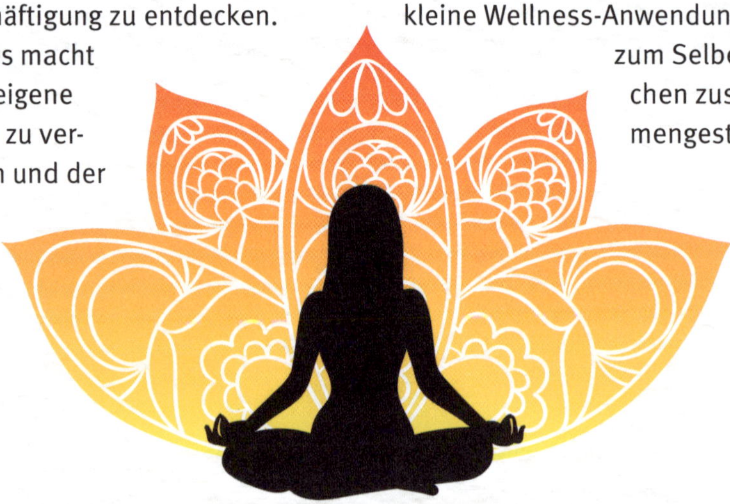

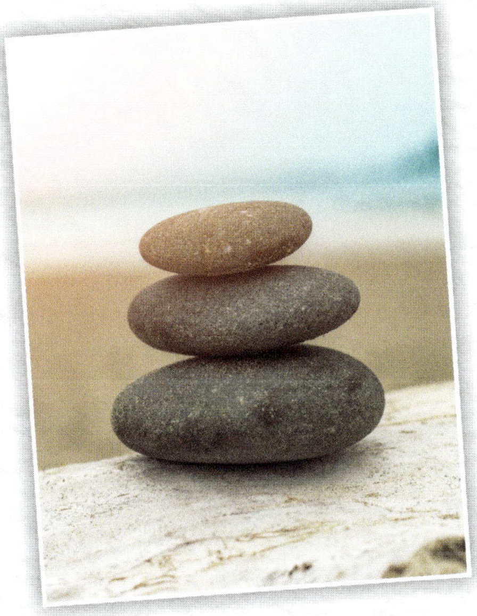

Um auch Geist und Kreativität zu beflügeln, können Sie mit den verschiedenen Anleitungen, die Sie ebenfalls in diesem Buch finden, Ihre Freude am Basteln (neu) entdecken.

Im Buch finden Sie darüber hinaus Vorschläge und Denkanstöße, um sich von wiederkehrenden Grübeleien zu befreien und Platz zu machen für neue, frische Gedanken. Für Freude am Moment und Vertrauen in die Zukunft und in die eigenen Kräfte. Man kann sich tatsächlich aktiv darin üben, sich von Vorstellungen und Emotionen zu verabschieden, die uns schaden und uns bremsen. Auch dazu sollen Sie die Tipps in diesem Buch inspirieren.

Am besten, Sie schmökern einfach los und lassen sich mit auf den Weg nehmen. Bestimmt sind ein paar Dinge dabei, die Sie ansprechen und die Sie ohne viel Aufwand in Ihren Tagesablauf integrieren können. Vielleicht lassen Sie sich dazu anregen, über den Tellerrand des Alltags hinauszuschauen und Ihre kreativen Kräfte zu wecken.

In diesem Sinne wünschen wir Ihnen viel Freude beim Entdecken neuer Räume, neuer Ideen und neuer Perspektiven!

1

„Wir können den Wind
nicht ändern,
aber die Segel anders setzen."

ARISTOTELES

2

IDEEN FESTHALTEN

Manchmal verflüchtigen sich gute Ideen so schnell, wie sie aufgetaucht sind. Obwohl man sich in dem Moment sicher war, sich einen guten Gedanken, ein treffendes Zitat, eine Bemerkung eines Freundes merken zu können, verschwinden sie wieder. War was?

Das gleiche gilt für Träume, die am Morgen noch klar und logisch erscheinen, aber schon kurz nach dem Aufstehen nur noch ein wirres Knäuel an vagen Erinnerungen sind.

Gegen den Schwund an guten Gedanken hilft ein kleines Notizbuch, das Sie am besten immer bei sich haben. Darum sollte es so klein sein, dass es auch in die Handtasche passt. Gewöhnen Sie sich an, sich eine Beobachtung, einen Plan, einen Wunsch rasch zu notieren. Ein weiterer Vorteil: Es sorgt für amüsante Lektüre, die an der Haltestelle den Blick ins Smartphone ersetzt.

AUSMALEN

Schöne Bilder, bunte Farben – Ausmalen entspannt und macht Spaß. Auch Erwachsenen! Filigrane Ausmalbilder oder Mandalas sind ideal für kleine Achtsamkeitspausen zwischendurch. Sie fokussieren die Konzentration, lassen eventuelle schlechte Gedanken eine Zeit lang verfliegen und inspirieren manchmal sogar zu eigenen Kreativideen.

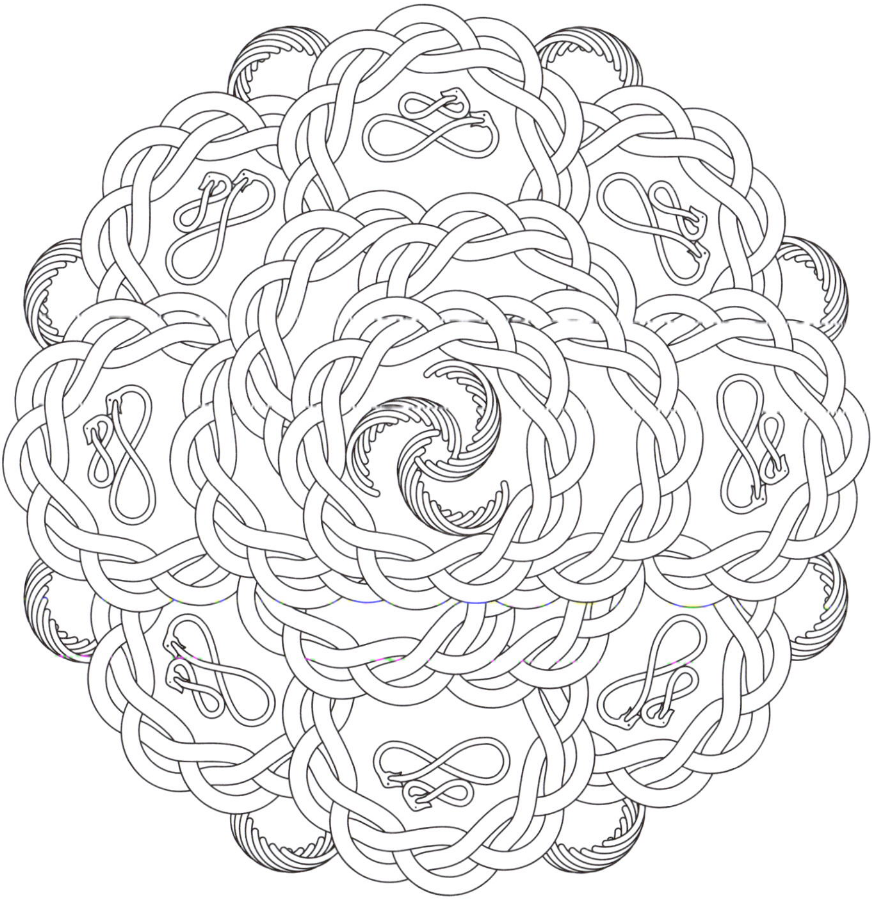

4

DIE DREI SINNE ÜBEN

SEHEN: Der Blick ist offen und entspannt. Vielleicht schaffen Sie es, zwischen fokussierendem Nahblick und offenem Fernblick hin und her zu wechseln. Der Blick ist dabei immer freundlich und entspannt

HÖREN: Auf alle Klänge achten, sie bewusst wahrnehmen. Auch Hintergrundgeräusche und gemischte Klänge. Ordnen Sie sie nicht inhaltlich zu, nehmen Sie sie nur wahr.

RIECHEN: Bewusst darauf achten, was wie riecht, ob überhaupt etwas zu riechen ist. Je entspannter man ist, desto mehr riecht man. Beim Spazierengehen, Kochen, Waschen auf Gerüche achten.

5

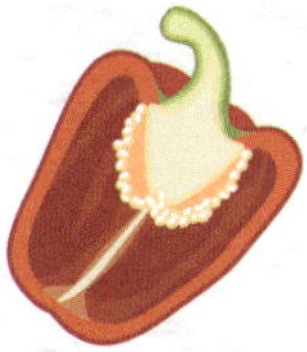

HERZHAFTER PAPRIKA-GURKEN-SMOOTHIE

Sehen, hören, riechen und darüber hinaus noch schmecken können Sie in komprimierter Form in einer kleinen, achtsamen Zubereitungs- und Trinkpause hervorragend üben. Nehmen Sie bewusst alle Farben der Zutaten wahr, lauschen Sie auf jedes Schneide- und Mixergeräusch, nehmen Sie den Duft der Einzelzutaten und des Smoothies wahr. Können Sie beim Trinken die verschiedenen Aromen noch schmecken?

ZUTATEN FÜR 2 GLÄSER:

½ Schlangengurke * ½ rote Paprika * ½ Frühlingszwiebel
250 ml Tomatensaft * 3 Tl Zitronensaft * 2 Tl Worcestershire-Sauce
¼ Tl Salz * ¼ Tl frisch gemahlener Pfeffer * ¼ Tl Tabasco
Crushed Ice

1. Die Gurke waschen, schälen und mit einem Teelöffel die Kerne entfernen. Die Paprika waschen, putzen und trocknen. Die Frühlingszwiebel waschen und putzen. Alles in Stücke schneiden.
2. Alle Zutaten außer dem Crushed Ice in den Mixer füllen und so lange pürieren, bis die Konsistenz stimmt. Anschließend für mindestens 30 Minuten ins Eisfach stellen.
3. Den Smoothie auf Gläser verteilen, mit Crushed Ice auffüllen und einmal umrühren. Sofort servieren.

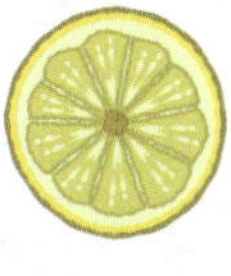

6

Dreifach wirksame Deko

Eine schöne kleine Dekoration für einen besonderen Ort in Ihrer Wohnung können Sie schnell und mit einfachen Mitteln selbst zusammenstellen. Es handelt sich um die Kombination aus einem Stein, einer Kerze und einer Blume.

Der Stein steht für Beständigkeit, die Kerze für die erleuchtende innere Sammlung und die Blume für die Erneuerungskraft der Natur. Die drei zusammen stehen für alles, was Sie mit Meditation und Achtsamkeit anstreben.

Vielleicht finden Sie bei einem Spaziergang einen besonders schönen Stein. Die Blume kann immer wieder und je nach Jahreszeit eine andere sein. So schaffen Sie in Ihrer Wohnung einen Ort der Sammlung und Inspiration.

7

„Nie entscheidet bei einem schöpferischen Menschen,
wovon er ausgegangen,
sondern einzig, wohin er gelangt ist.“

Stefan Zweig (1881–1942)

8

DUFTBOUQUET

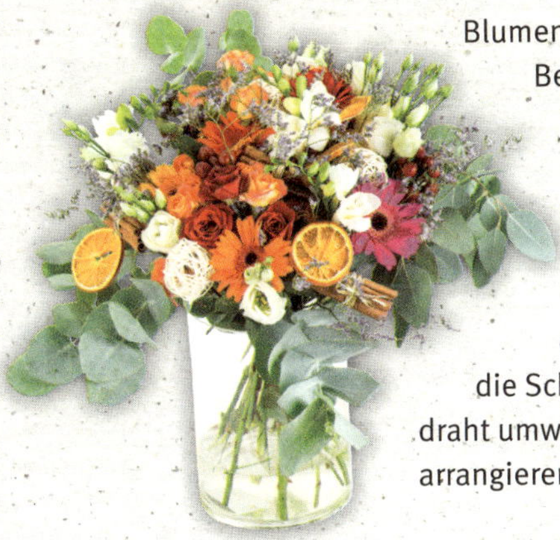

Blumen sind vielfältig, bunt und duftig – in der Betrachtung eines Bouquets kann man sich geradezu verlieren. Gönnen Sie sich öfter mal frische Blumen für Ihr Zuhause. Ergänzen Sie sie – nicht nur in der Adventszeit – z. B. mit getrockneten Orangenscheiben und kleinen Zimtstangen. Orangenduft belebt, Zimt wirkt entspannend. Einfach die Scheiben und Zimtstangen mit etwas Blumendraht umwickeln und mit den Blumen in der Vase arrangieren.

9

DIE GUTEN MOMENTE BEWAHREN

Gute Vorsätze am Jahresanfang sind meist genauso schnell vergessen, wie sie gefasst wurden. Hier aber ist einer, der Ihnen möglicherweise so viel Freude macht, dass er Sie problemlos ganze 52 Wochen begleiten wird: Besorgen Sie sich ein schönes, große Glas mit Deckel. Legen Sie daneben einen Stapel bunter Notizzettel und einen Stift parat.

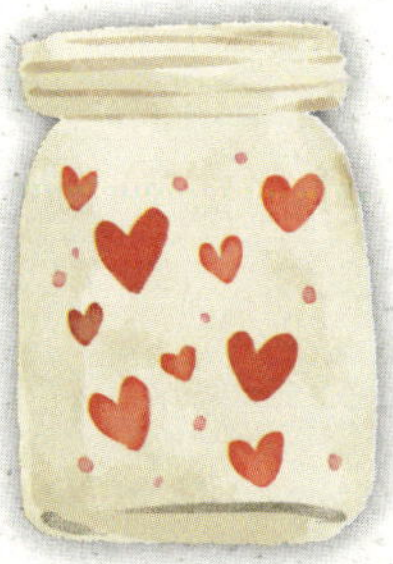

Notieren Sie ab jetzt jede Woche Ihr schönstes Erlebnis der vergangenen sieben Tage auf einem Zettel, falten Sie ihn zusammen und stecken Sie ihn in das Glas.

Am Jahresende dürfen Sie alle Zettel lesen und sich darüber freuen, was für ein bemerkenswert schönes, tolles, achtsames Jahr Sie hatten – vielleicht sogar viel schöner, als Sie dachten!

10

ALLES BEGINNT MIT ATMEN

Ihr Einstieg in die Achtsamkeit ist einfacher als Sie denken: Er beginnt mit Atmen und zum Atmen kehren Sie immer wieder zurück. Wenn Sie bewusst atmen, sind Sie schon ein Stück näher bei sich. Darum beginnt der Weg zur Achtsamkeit mit einer einfachen Übung:

1. Finden Sie einen Moment, egal zu welcher Zeit und an welchem Ort, in dem Sie für sich sind. Schließen Sie die Augen. Sie können die Übung im Sitzen, Liegen oder Stehen machen, das ist egal.

2. Wichtig ist, sich klarzumachen, dass es nicht darum geht, etwas zu kontrollieren oder zu ändern. Sie beobachten nur: Der Atem gelangt in den Körper und verlässt ihn wieder.

3. Dabei nehmen Sie auch Bewegungen und Empfindungen Ihres Körpers wahr: Wie die Luft an den Nasenflügeln entlangstreicht, wie die Brust oder der Bauch sich heben und senken. Vielleicht legen Sie dabei einmal die Hand auf den Bauch oder Brustkorb und spüren, wie diese sich beim Atmen auf und nieder bewegt.

Wenn Sie diese wenige Minuten kurze Übung zu einem Teil Ihres Tagesablaufs machen, werden Sie bemerken, dass sie Beruhigungs- und Inspirationsquelle zugleich ist.

11

Wann haben Sie zuletzt so richtig und aus vollem Herzen gelacht?

EINE FRAGE …

12

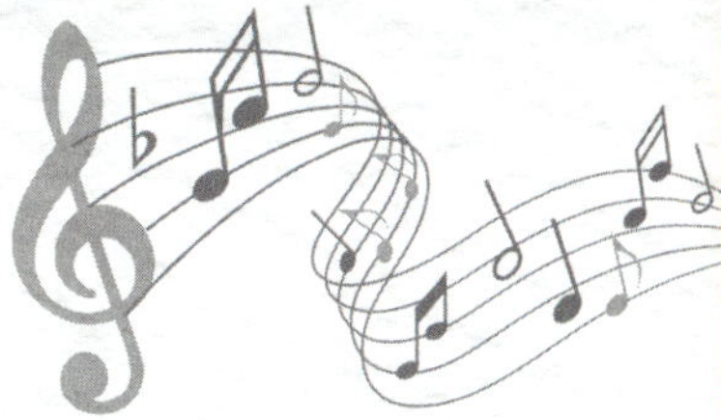

RAUM FÜR KLÄNGE

Auch ohne Zugang zu klassischer Musik zu haben und ohne jede Bildung in diesem Bereich werden Sie sicherlich ihre tiefe, beruhigende Wirkung spüren. Gerade wenn man genug hat vom Autoradio oder vom Fernseher, kann etwas klassische Musik Wunder wirken und äußerst inspirierend sein.

Hier ein paar Vorschläge für den Einstieg:

Palestrina: Missa Papae Marcella

Pachelbel: Kanon und Gigue in D-Dur

Bach: Cantata BWV 150: Nach dir, Herr, verlanget mich

Hildegard von Bingen: Göttliches Licht – Antiphone & Psalmen

Bach: Das wohltemperierte Klavier

AUFGESCHNAPPT

13

Eine amüsante und kurzweilige Methode, die eigene Stadt mit ihren Menschen auf ungewöhnliche Weise wahrzunehmen, ist das innere Mitschneiden von Gesprächsfetzen und Dialogen im Vorübergehen. Stellen Sie sich vor, Sie sind statt mit einer Kamera mit einem Aufnahmegerät bewaffnet und gehen Sie mit ganz offenen Ohren durch die Straßen.

Dabei werden Sie feststellen, dass sich jeder unserer Mitmenschen in seiner eigenen Welt befindet und – genau wie wir selbst – das Bedürfnis hat, sich darüber mitzuteilen. Meistens sind die Fetzen, die man dabei aufsammelt, so klein, dass man sich das Puzzle, in die sie passen selbst ausdenken kann.

„Und ich habe ihr gesagt, dass sie dringend mit ihm reden muss!“, „In dem Moment fiel das Fahrrad mitsamt dem Korb einfach um“, „Ich verstehe mich eigentlich gut mit meiner Schwiegermutter, aber …“ Alle Äußerungen sind Teil einer Geschichte und all diese Geschichten sind wahr und ernst für den, der sie gerade erzählt. Und plötzlich sehen wir die eigenen Geschäfte und Sorgen mit neuen Augen und mit einer objektiveren Distanz.

Ich mag mich!

Eigenlob ist bei vielen verpönt. Gleich erntet man einen strengen Blick, wenn man offen dazu steht, dass man seine Talente erkannt hat oder beim Blick in den Spiegel nicht erschrickt. Dabei ist Selbstliebe oder ein freundschaftliches Gefühl für die eigene Person immens wichtig, um auch anderen mitfühlend und respektvoll zu begegnen. Hier dürfen Sie, ja sollen Sie nach Herzenslust alles aufzählen, was Sie im positiven Sinne ausmacht:

1. ....

2. ....

3. ....

4. ....

5. ....

6. ....

7. ....

8. ....

9. ....

10. ....

15

Im Wandel der Jahreszeiten

Hinsehen, Details entdecken, die Veränderung beobachten. Eine wunderbare Möglichkeit, die Natur achtsam zu betrachten, ist sich zum Paten für einen Baum zu erklären und zu beobachten, wie er sich im Laufe des Jahres durch die Jahreszeiten hindurch verändert.

Zunächst kommen die ersten grünen Blättchen. Im Frühling sind sie noch ganz durchscheinend, bis sie im Sommer zu einem regelrechten Laubdach werden, in dessen Schatten es sich gut ruhen lässt. Im Herbst bewundern Sie seine Gelb- und Rottöne und im Winter mit etwas Glück sogar Ihren Baum im Schnee.

Sie können von Ihrem Baum von Zeit zu Zeit ein inneres Foto machen oder auch ein echtes. In seinem hellen Grün, mit Früchten, vielleicht Obst oder Kastanien, in Weiß. Er weist Ihnen den Weg durch die Jahreszeiten. Und zeigt Ihnen, wie reich jede Phase des Jahres ist.

16

„EINSAMER UMGANG MIT DER NATUR IST DIE ERSTE QUELLE DER INSPIRATION“

Ralph Waldo Emerson
(1803–1882)

17

Zauberhafte Ahornlibellen

Mit kreativen Tätigkeiten wie Basteln oder Handarbeiten kann man wunderbar die Achtsamkeit trainieren – und erhält als Belohnung hinterher eine schöne Dekoration oder ein hübsches Geschenk für einen Lieblingsmenschen. Arbeiten Sie bewusst, achten Sie auf jeden Handgriff, nehmen Sie Farben und Formen aktiv wahr, atmen Sie ruhig und vor allem: Lassen Sie sich Zeit – das ist Ihre kreative Pause vom Alltag.

Größe: je Libelle ca. 95 x 70 mm

MATERIAL

» pro Libelle 2 getrocknete, jedoch nicht zu alte Ahornsamen in 2 unterschiedlichen Größen
» sehr feine Birken-Zweige
» einige Korkenzieherhaselnuss-Zweige
» Acrylfarben in Pastell-Rosa, Pastell-Violett, Helltürkis und Hellgelb

AUSSERDEM

» weicher Haarpinsel, Gr. 6
» Bastelkleber
» kleine, spitze Schere
» Cutter
» evtl. Heißkleber

1. Mit der Schere etwas vom Fruchtkörper des Ahornsamens abschneiden und mit der Spitze des Cutters den Samen entnehmen. Damit die Flügel wieder zusammengesteckt werden können, beide Seiten des Fruchtkörpers mit der Schere wenige Millimeter einschneiden und spalten – wie Kinder, die sich die Ahornsamen als „Nashorn-Horn“ auf die Nase setzen.
2. Die zwei Einschnitte der größeren Fruchtkörper mit Klebstoff leicht überlappend um einen Birkenzweig herum zusammenstecken. Direkt darunter mit den zwei kleineren Ahornsamen genauso verfahren. Gut trocknen lassen.

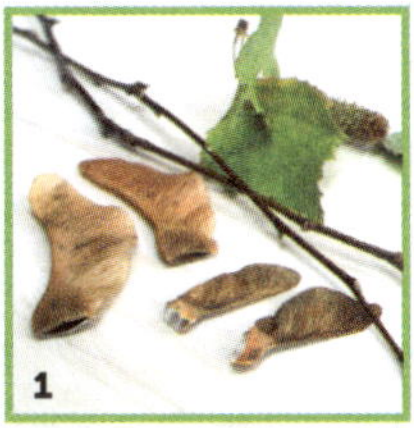

1

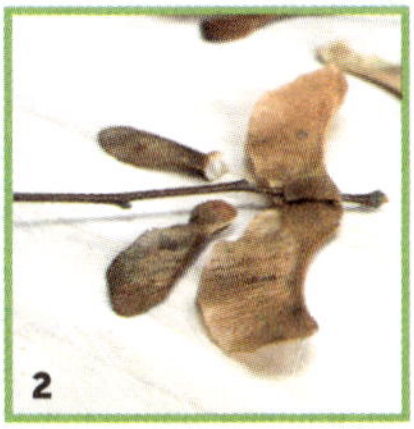

2

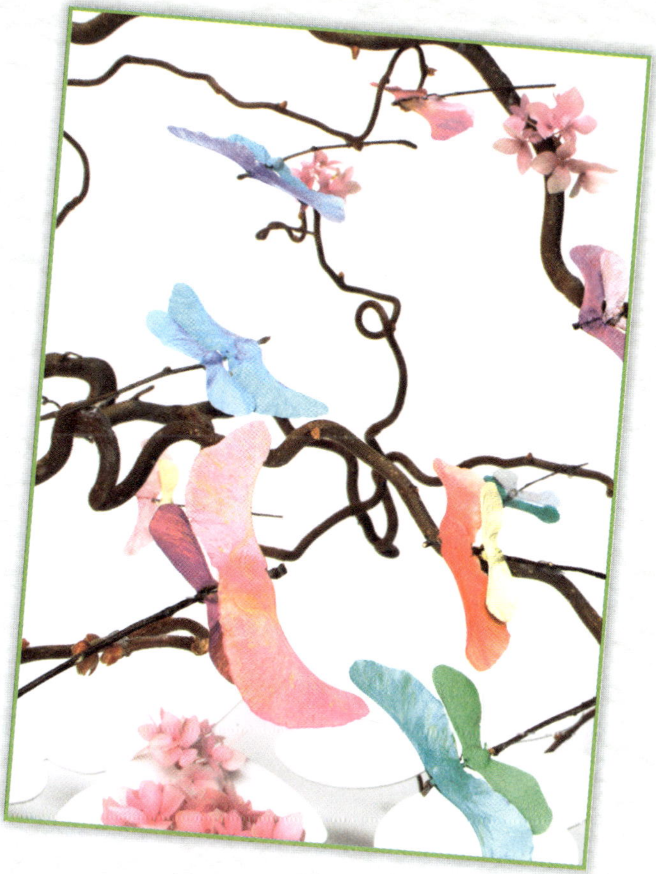

3. Nun von innen nach außen und der Maserung des Ahornflügels folgend den Flügel bemalen. Nicht zu viel Farbe auftragen, die Libellenflügel sollten leicht und transparent wirken. Die großen und die kleinen Flügel farblich etwas absetzen. Trocknen lassen.
4. Die Libellen mit wenig Heißkleber an den Korkenzieherhaselnuss-Zweigen befestigen.

TIPP

Wie bei allen Naturmaterialien ist es auch bei Ahornsamen wichtig, dass sie zwar trocken, aber nicht spröde sind. Sie sollten daher keine Materialien aus dem Vorjahr verwenden.

18

Einfach und wirkungsvoll: MBSR

Ausgelöst hat die Bewegung der Achtsamkeit vor fast 40 Jahren der amerikanische Biologe Jon Kabat-Zinn, als er die Stress Reduction Clinic gründete. Dort erlernen und praktizieren bis heute depressive, gestresste und chronisch kranke Patienten eine Technik, die sich MBSR nennt.

Übersetzt heißt MBSR Mindfulness Based Stress Reduction, also „Achtsamkeitsbasierte Stressreduktion". Sie enthält asiatische Meditationsformen, die so adaptiert wurden, dass sie ungeübten westlichen Menschen nahegebracht werden konnten.

Heute gibt es viele Kurse, in denen Sie innerhalb von 8 Wochen erlernen können, Ihren Körper zu erspüren, bewusstes Atmen zu praktizieren und alltägliche Handlungen achtsam auszuführen. Suchen Sie unter MBSR im Internet, Sie werden bestimmt einen Kurs in Ihrer Nähe finden. Häufig werden diese sogar von der Krankenkasse bezuschusst.

19

ALLES IM FLUSS!

Das brandende Meer mit schäumender Gischt, das plätschernde Bächlein im Wald, der majestätisch dahinfließende Strom: Wasser verkörpert für uns Leben. Fließendes Wasser hat darum immer eine beruhigende und inspirierende Wirkung auf uns. Was stört, wird weggeschwemmt, neue Ideen werden an uns herangetragen. Der Aufenthalt an einem fließenden Gewässer tut uns immer gut. Und sei es nur die morgendliche heiße oder kalte Dusche, die die störenden Gedanken wegwäscht und unseren Geist und Körper immer aufs Neue erfrischt.

20 →

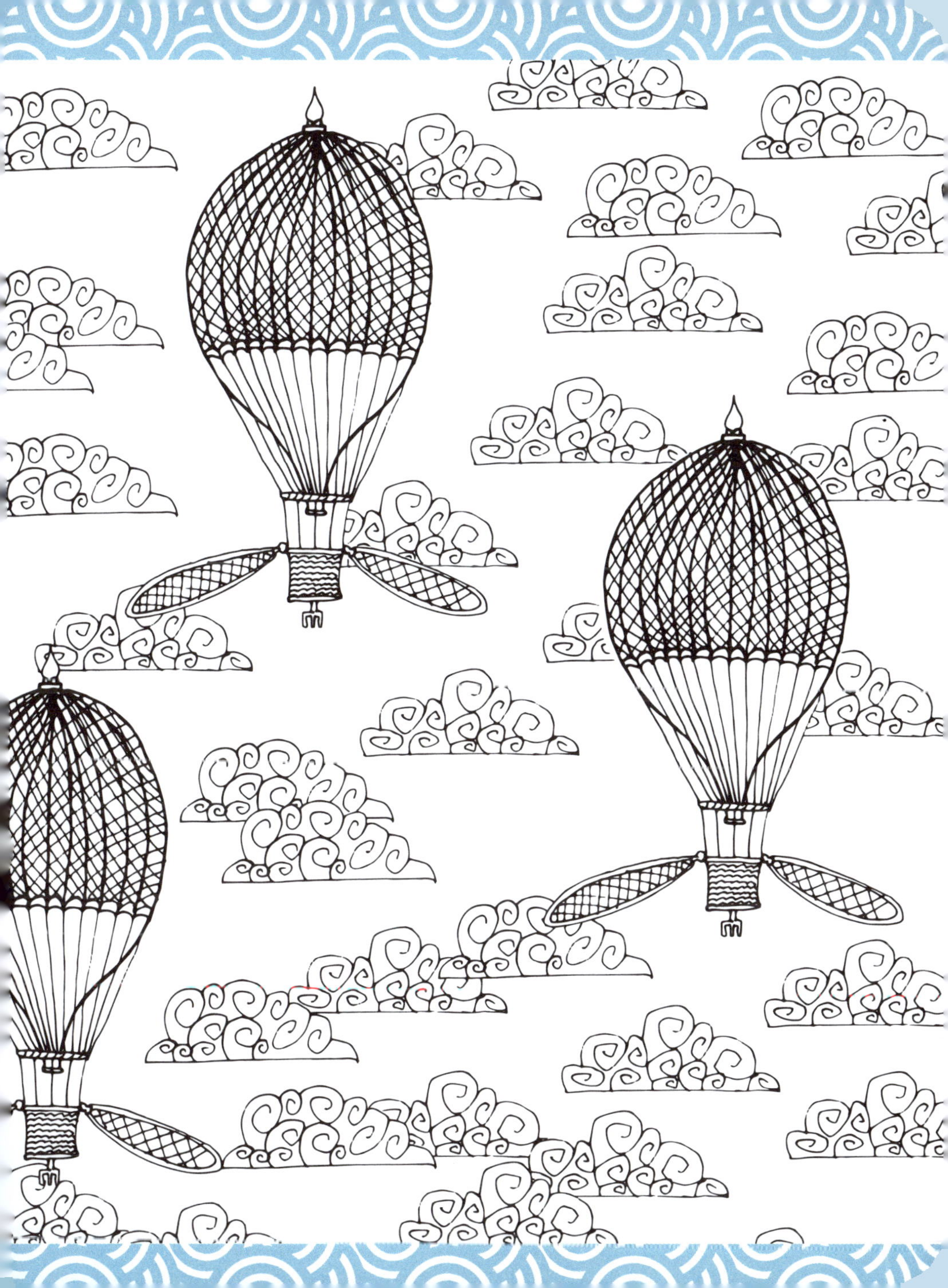

21

CALENDULA-BADESMOOTHIE

Ein heißes Bad mit duftendem Badezusatz dient in erster Linie der Entspannung, aber auch darum geht es bei einem achtsamen Leben: abschalten, Gedanken loslassen, entschleunigen. Machen Sie Ihre tägliche Atemübung doch mal in der Badewanne! Spüren Sie die wunderbare Wärme und atmen Sie tief den beruhigenden Calenduladuft ein. Falls Sie keine Badewanne haben, können Sie auch ein duftendes Fußbad machen.

ZUTATEN:

110 g Calendulaöl * 10 g Mulsifan * 5 g Aloe-Vera-Gel
5 g Sodium Lauryl Sulfoacetate (kurz SLSA)
Plastikflasche mit Deckel oder Dressing-Shaker
desinfiziertes (z. B. durch Abkochen) Gefäß mit Deckel

So wird's gemacht:

1. Alle Zutaten abwiegen und bereitstellen.
2. Calendulaöl in die Plastikflasche oder den Salatdressing-Shaker geben.
3. Mulsifan hinzufügen und verschließen. Das Ganze kräftig schütteln.
4. Aloe-Vera-Gel und SLSA hinzugeben. Nochmals richtig gut schütteln, bis ein gelber, etwas trüber Smoothie entstanden ist.
5. In ein Gefäß mit Deckel umfüllen. Vor dem nächsten Baden kurz aufschütteln und dann genießen.

TIPP

SLSA wirkt leicht verdickend und fördert die Schaumbildung. In Badezusätzen kann es bis zu einem Wert von 50 % eingesetzt werden. Es wird als feines, weißes Pulver verkauft. Sie erhalten es z. B. in Online-Shops für Kosmetik-Rohstoffe.

ROT!

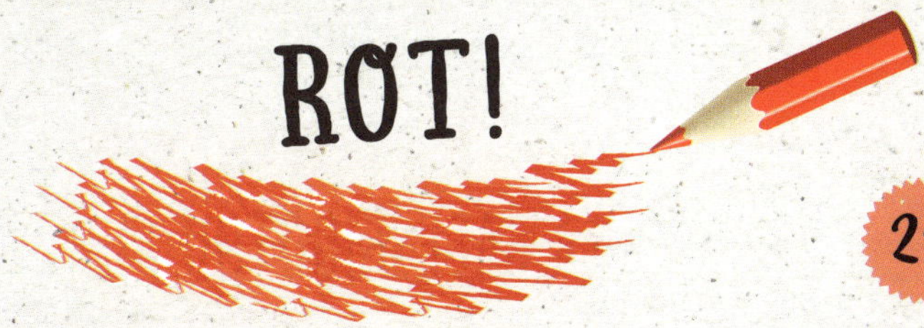

22

Energie, Liebe, Leben: Rot steht in der Farbenlehre für viele kraftvolle Dinge. Es ist eine warme, feurige Farbe, die perfekt für ebensolche Accessoires geeignet ist, sowohl an Ihrer Kleidung als auch in Ihrem Zuhause. In zu großer Menge kann Rot aber auch als aggressiv wahrgenommen werden.

Schauen Sie sich mal bei sich zu Hause genau um: Wie viele rote Dinge besitzen Sie? Vielleicht ergänzen Sie in Ihrer Einrichtung oder Ihrer Garderobe das eine oder andere Stück? Dekorieren Sie, wenn Sie mögen, auch immer mal wieder um und achten Sie genau auf die Farbauswahl. Rot z. B. mag kühles Grau, Blau oder Grün als Partner.

Wie auch immer Sie sich entscheiden: Farben haben eine größere Wirkung auf unser emotionales Wohlbefinden, als Sie vielleicht denken. Daher sollten Sie sie auch im Alltag nicht unbeachtet lassen.

23

Nachmachen

Originalität, Authentizität, Inspiration: In der heutigen Zeit fliegen uns diese Begriffe nur so um die Ohren. Alle singen Loblieder auf die Kreativität, die uns, wenn wir sie nur entdecken und ausleben, glücklicher macht als alle irdischen und ideellen Güter zusammen.

Immer geht das nicht. Ein anderer hatte die zündende Idee schon vor uns. In Zeitschriften oder hippen Läden sehen wir etwas, das genau zu den Plänen für die Wohnung passt oder als Geschenk für die beste Freundin. Warum auch nicht? Nicht jede Idee muss von mir selbst sein und nicht jede Zweitausgabe einer Inspiration ist schlechter als das Original.Wir machen uns das Leben nur schwer, wenn wir in dieser Beziehung zu viel von uns verlangen.

Fühlen Sie sich darum frei, nachzumachen, zu kopieren und abzuwandeln. Etwas Eigenes steckt immer mit drin und im Grunde beweisen wir damit nur, dass wir mit offenen Augen durch die Welt gehen. Offen für die Ideen anderer. Nur als die eigene verkaufen sollten wir sie nicht.

24

Aufmerksamkeit nach INNEN UND AUSSEN

Mit der nachfolgenden Körper- und Meditationsübung aus dem Tai Chi üben Sie, die Welt um sich herum bewusst wahrzunehmen und dennoch auch auf sich selbst konzentriert zu sein. Eine wichtige Fähigkeit auf dem Weg zu einem achtsamen Leben im Einklang mit sich und seiner Umwelt.

» Gehen Sie hinaus in die Natur an einen Platz, den Sie mögen und an dem Sie ungestört sind. Tragen Sie lockere Kleidung und leichtes Schuhwerk ohne Absätze. Wenn die Jahreszeit es zulässt, ist es noch besser, barfuß zu sein.

» Stellen Sie sich etwas breitbeinig hin und sinken Sie ein wenig in den Knien ein. Kippen Sie das Becken so, dass der große Kreuzbeinknochen senkrecht steht. Richten Sie Ihre Wirbelsäule gerade auf und lassen Sie die Schultern locker hängen. Ziehen Sie das Kinn leicht zur Brust, sodass sich Kopf und Nacken leicht nach oben strecken.

» Schließen Sie nun die Augen und beginnen Sie, leicht vor- und zurückzuschwanken. Dann kreisen Sie mit dem ganzen Körper etwas aus den Fußgelenken heraus.

» Spüren Sie Ihre Fußsohlen dabei, Ihren Kontakt zur Erde, auf der Sie stehen!

» Lassen Sie jetzt Ihre Arme locker etwas vor- und zurückschwingen. Achten Sie dabei einmal auf Ihre Hände und Finger. Nehmen Sie alle Anspannung heraus, Sie brauchen nichts festzuhalten.

» Dehnen Sie sich mit dem Kopf etwas nach oben, so als würde eine Kraft vom Himmel Sie nach oben ziehen. Stellen Sie sich vor, Sie seien eine Marionette, die an einem unsichtbaren Faden hängt.

» Was hören Sie alles um sich herum? Konzentrieren Sie sich zunächst ganz auf ein Geräusch in Ihrer Nähe, vielleicht das Zwitschern eines Vogels oder das Rauschen eines Baches. Nach einer Weile wechseln Sie zu einem anderen Geräusch, dann zu einem dritten.

» Richten Sie nun die Aufmerksamkeit ganz auf Ihre Atmung. Geht der Atemstrom bis hinunter in den Bauch? Wenn nicht, dann spannen Sie den Bauch einmal kräftig an und lassen ihn mit einem lauten Seufzer der Erleichterung wieder los. Niemand beobachtet Sie hier; Sie können es ruhig öfter wiederholen. Vielleicht können Sie auch Ihren Herzschlag spüren.

» Versuchen Sie nun, gleichzeitig Atmung und ein Geräusch wahrzunehmen. Dann gehen Sie über zum Wind, den Sie auf der Haut spüren; vielleicht riechen Sie eine Blume oder frisch gemähtes Gras in der Nähe.

» Zuletzt versuchen Sie bitte, all diese Sinneseindrücke gleichzeitig auf sich wirken zu lassen, ohne sich auf einen einzelnen zu konzentrieren.

» Öffnen Sie danach ganz langsam Ihre Augen und lassen Sie das Licht in sich einströmen. Halten Sie Ihren Blick geradeaus, ohne einen bestimmten Punkt zu fixieren. Versuchen Sie, alles um sich herum durch die Augen aufzunehmen, und vergessen Sie dabei nicht Ihre Atmung und die anderen Sinneswahrnehmungen. Seien Sie ganz offen für Ihre Umwelt und bleiben Sie doch zugleich aufmerksam für alles, was in Ihnen vorgeht. Vielleicht fühlen Sie irgendwo eine Muskelspannung oder es steigt ein Gefühl in Ihnen hoch. Lassen Sie alles zu! Körper, Geist und Seele bilden eine Einheit, alles gehört zu Ihnen. Nehmen Sie die Natur in sich auf und empfinden Sie sich selbst als ein Teil von ihr.

» Beenden Sie diese Übung, indem Sie Ihre Arme und Beine etwas ausschütteln und Ihren Oberkörper ein paarmal locker zur Seite sowie vor- und zurückschwingen lassen.

WUNDERN KANN MAN LERNEN

26 →

25

Wundern ist gesund, sagte einst der Pumuckl zu Meister Eder und damit hatte er völlig Recht. Es tut gut, sich mit etwas Unerwartetem zu konfrontieren, etwas Neues zu sehen, vom üblichen Weg der Gedanken und Gefühle abzukommen.

Wer sich das Wundern abgewöhnt hat, weil das Leben gleichförmig geworden ist und man –freiwillig oder nicht – alle Gefahren und Herausforderungen meidet, dem fehlt auch bald der unverstellte Blick auf das Leben mit all seinen Schönheiten.

Dazu gehören die kleinen Dinge wie Regentropfen am Fenster oder eine Amsel auf dem Baum davor, aber auch das staunende Interesse für Kunst, Musik und Literatur.

Darum: Fordern Sie sich ruhig ein bisschen. Indem Sie im Alltag genauer hinschauen und die Zeit an freien Tagen zum Sammeln von Eindrücken nutzen. Auf Spaziergängen, bei Museumsbesuchen, im Konzert. Wetter, Farben, Klänge: All das ist nicht selbstverständlich und ist immer neu, wenn man es nur aufmerksam genug wahrnimmt.

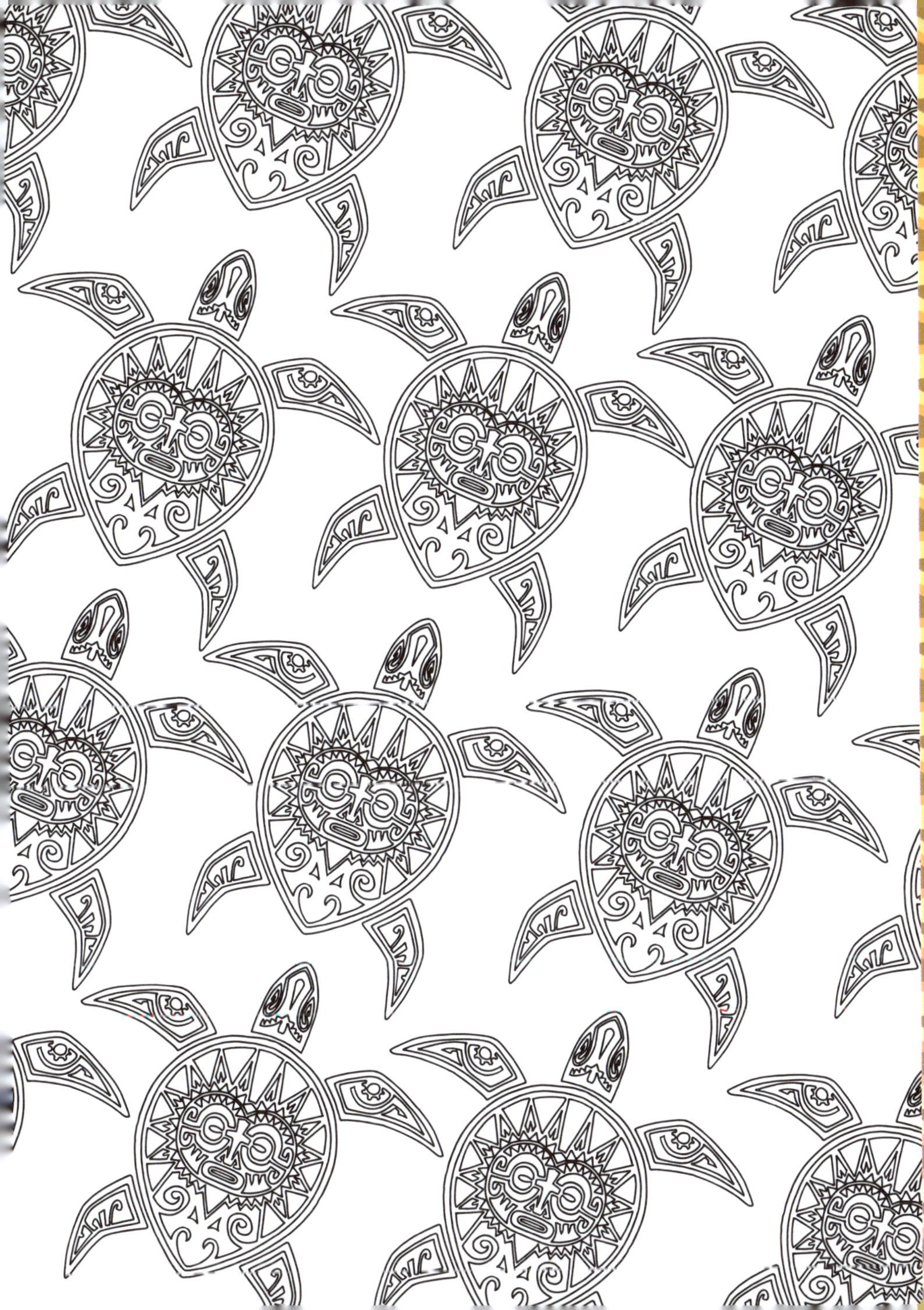

27 SELBST GEMACHT!

Ein bisschen Künstler steckt in jedem? Ob das stimmt, sei dahingestellt. Aber es gibt durchaus viele Möglichkeiten, kreativ zu werden, auch im Alltag und auch mit geringem Zeitaufwand. Wenn kein Geschenkpapier im Haus ist, bemalen Sie doch mal Zeitungspapier. Ziehen Sie, statt zum Gartencenter zu fahren, Pflanzenableger groß oder säen Sie etwas ein. Heben Sie Stoffreste auf und nähen Sie etwas Hübsches daraus. Und schmieren Sie kein Butterbrot, wenn nur noch zusammengewürfelte Reste im Kühlschrank sind, sondern erfinden Sie ein neues Gericht!

Perfekt wird das Ergebnis selten sein, gerade wenn uns die Übung fehlt zu improvisieren, aber umso schöner ist es, wenn wir dann feststellen: Daran stört sich kein Mensch!

28 HANDMASSAGE

Unsere Hände haben eine immense Bedeutung: Wir arbeiten mit ihnen, zeigen mit ihnen, fühlen mit ihnen – und sollten sorgsam mit ihnen umgehen.

Neben dem täglichen Eincremen sorgt eine wöchentliche Handmassage nicht nur dafür, dass unsere Hände gut durchblutet und gepflegt werden, sondern auch für ganzheitliches Wohlbefinden. Sie belebt, erfrischt und wirkt sofort stimmungsaufhellend.

Vor der eigentlichen Massage sollten die Hände in einem Handbad vorgewärmt werden. Danach werden sie mit pflegendem Öl in kreisenden, klopfenden und streichenden Bewegungen massiert. Immer nur so fest massieren, wie es noch angenehm ist.

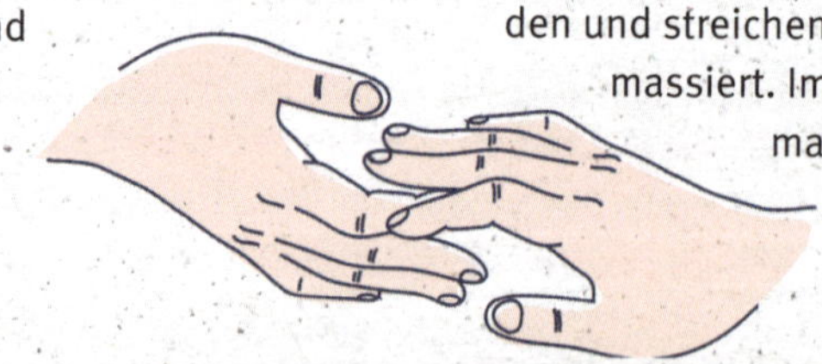

29

Neuer Sitzplatz

Es gibt einen sehr einfachen Trick, um ab und an für andere, neue Perspektiven im Leben zu sorgen: Wählen Sie einfach einmal einen anderen Platz als den gewohnten. Oder tauschen Sie Plätze: mit dem Lebensabschnittsgefährten beim Abendessen, mit den Mitarbeitern bei einer Sitzung, im Chor, im Verein, bei der Fortbildung.

Wenn Sie normalerweise vorne sitzen, dann ziehen Sie sich in den Hintergrund zurück. Wenn Sie gewöhnlich immer hinten sitzen, dann wählen Sie einfach mal die erste Reihe. Sie haben Ihre Gründe, warum Sie gerne hinten sitzen? Vielleicht können Sie diese Gründe einmal hinterfragen.

Und schauen Sie sich um, da, wo Sie sitzen. Nehmen Sie die Perspektive der anderen ein. Neue Sichten und neue Einsichten tun eigentlich immer gut.

30

IM VORBEIGEHEN

Eine Blume am Wegesrand. Eine alte Postkarte beim Sortieren der Post für die Steuerunterlagen. Ein kurzes Gespräch mit dem Portier, den wir bislang nur vom Sehen kannten. Das Leben steckt voller kleiner Inspirationen.

Meistens merken wir da nur kurz auf, doch dann beschäftigt uns wieder das übliche alltägliche Treiben. Schön, sagt man vielleicht im Vorbeigehen. Dann geht das Leben wie immer im Eilschritt weiter.

Genau diese Momente aber sind es, die uns inspirieren können. Bei der Blume länger zu verweilen, dem Absender der Postkarte einen Brief zukommen zu lassen, Augen und Ohren offen zu halten für weitere schöne Begegnungen. Mit Muße und Zeit erst werden wir den Geschenken des Lebens gerecht und können sie für uns nutzen.

31

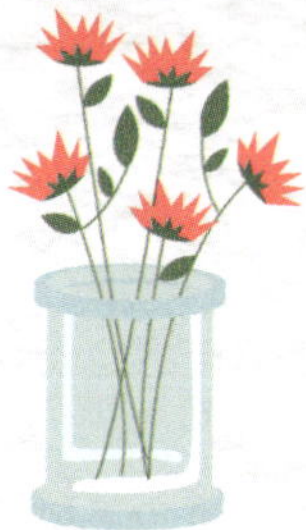

Schreibtischvase

Blumenduft beschwingt die Sinne, auch bei der Arbeit.
Ihr Schreibtisch ist zu voll für eine Vase? Hier kommt die Lösung!

Größe: individuell je nach verwendeter Dose

MATERIAL

» leere, saubere Konservendose, hier ca. 11 cm hoch, ø 7,5 cm
» Geschenkpapier in Schwarz-Weiß gemustert
» Tischklammer zum Befestigen am Schreibtisch
» doppelseitiges Klebeband

WERKZEUG

» Speiseöl
» Tuch
» Maßband

1. Als Erstes lösen Sie das Etikett von der Konservendose. Ein wenig Speiseöl und ein Tuch helfen hier, alle Klebereste zu entfernen.

2. Jetzt schneiden Sie das Geschenkpapier zurecht. Sie benötigen folgende Maße: 31,5 x 11 cm.

3. Um das Papier auf der Dose festzukleben, bringen Sie doppelseitiges Klebeband auf der Dose an, ziehen das Trägerpapier vom Klebeband ab, legen das Geschenkpapier an und streichen es fest.

4. Nun fehlt nur noch die Befestigung! Die Klammer kommt Ihnen eventuell bekannt vor: Normalerweise verwendet man sie, um Tischdecken vor dem Wegfliegen im Garten zu sichern. Sie kleben sie jetzt mit Heißkleber mit der Außenkante unter die obere Kante der Dose. Ein kleiner Tipp an dieser Stelle: Kleben Sie die Befestigung an die Stoßkante des Geschenkpapiers. So ist diese unschöne Stelle kaschiert. Da der Kleber direkt erstarrt, können Sie die Dose sofort anklemmen und befüllen!

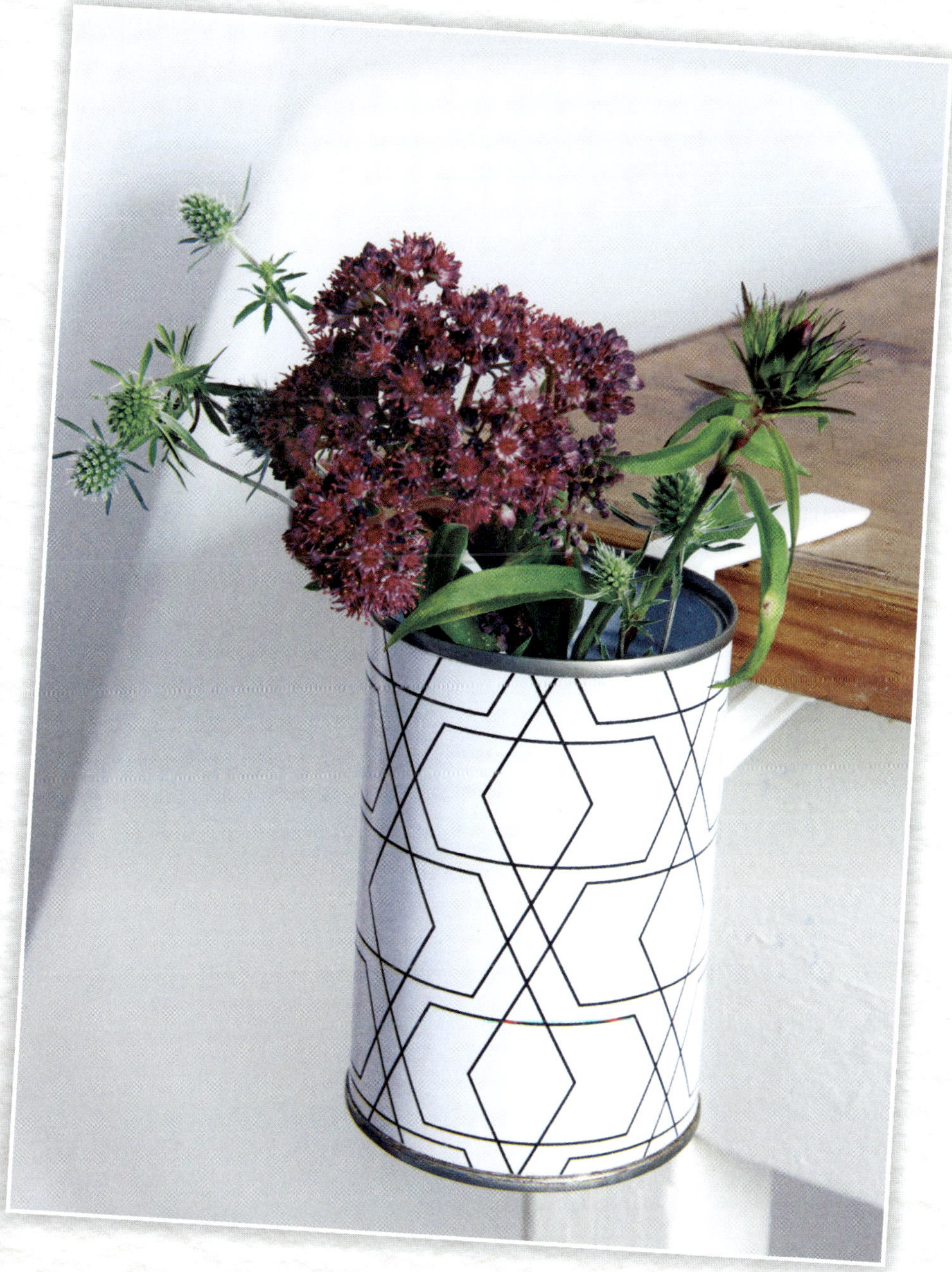

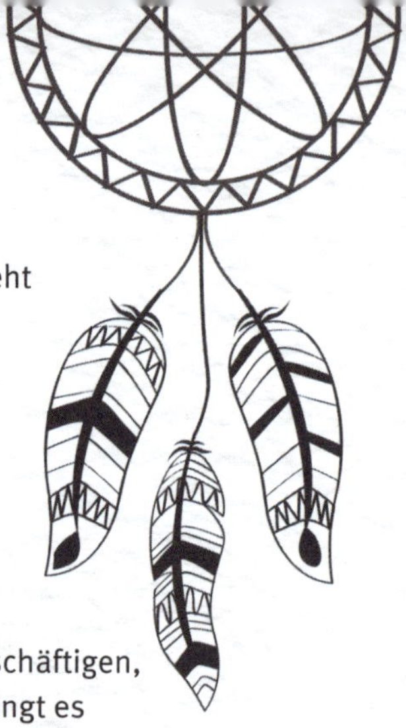

32 Traumtagebuch

Während wir äußerlich unberührt im Bett liegen, geschieht in unserem Inneren außerordentlich viel. Wir träumen und verarbeiten so die Geschehnisse unseres Lebens am Tage. Nicht selten überraschen uns Träume, weil wir dort fast vergessenen Personen aus der Vergangenheit begegnen oder weil sie uns die Lösung für ein Problem anbieten, das wir schon länger mit uns herumgetragen haben.

Darum lohnt es, sich mit dieser Welt eingehender zu beschäftigen, als die meisten Menschen das tun. Mit etwas Übung gelingt es schnell, sich Träume am Morgen in Erinnerung zu rufen und mit in den Tag zu nehmen. Wichtig ist dabei eigentlich nur, dass Sie sich Ihr Vorhaben abends vorm Einschlafen und morgens nach dem Aufwachen bewusst machen. Mit der Zeit stellt sich ein neues Bewusstsein für Träume ein und sie werden präsenter und leichter fassbar.

Legen Sie sich ruhig auch ein Notizbuch ans Bett, um wichtige Träume oder Gedanken dazu zu notieren. Machen Sie einen Ausflug in eine Welt, zu der nur Sie Zutritt haben – und zwar kostenlos!

33

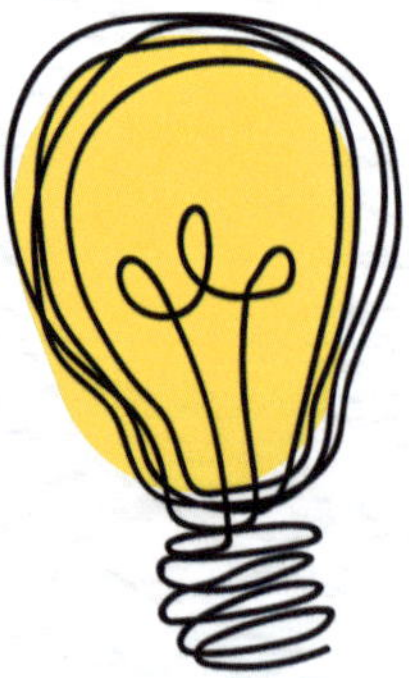

„MENSCHEN MIT EINER NEUEN IDEE GELTEN SO LANGE ALS SPINNER, BIS SICH DIE SACHE DURCHGESETZT HAT."

Mark Twain (1835–1910)

Apfel-Maronen-SMOOTHIE-BOWL

Frühstück ist ja bekanntlich und sprichwörtlich die wichtigste Mahlzeit des Tages. Dabei geht es nicht nur um reine Nahrungsaufnahme: Ein gesundes, vielfältiges Frühstück, bei dem schon Duft, Farbe, Zubereitung und natürlich die verschiedenen Geschmäcker anregend und inspirierend wirken, kann für Sie zu einem täglichen Achtsamkeitsritual werden. Zum Beispiel mit einer gesunden Smoothie-Bowl.

ZUTATEN FÜR 1 PORTION:

1,5 Äpfel * 60 g Maronen * 100 ml Kefir * 1 El Honig nach Belieben

Für das Topping: ¼ Apfel * 25 g Blaubeeren * 2 El Granola * etwas Zimt

1. Die Äpfel schälen und grob zerkleinern. Mit den Maronen und dem Kefir in einen Mixer geben und zu einer dickflüssigen Masse pürieren. Nach Belieben mit Honig süßen und nochmals mixen. In eine Müslischale geben.
2. Für das Topping den Apfel waschen, das Kerngehäuse entfernen und in dünne Spalten schneiden. Die Blaubeeren waschen und trocken tupfen. Die Apfelspalten fächerartig auf der Mitte des Smoothies verteilen. Die Blaubeeren darüberstreuen. Das Granola am Rand rundherum verteilen. Mit etwas Zimt bestäuben und sofort servieren.

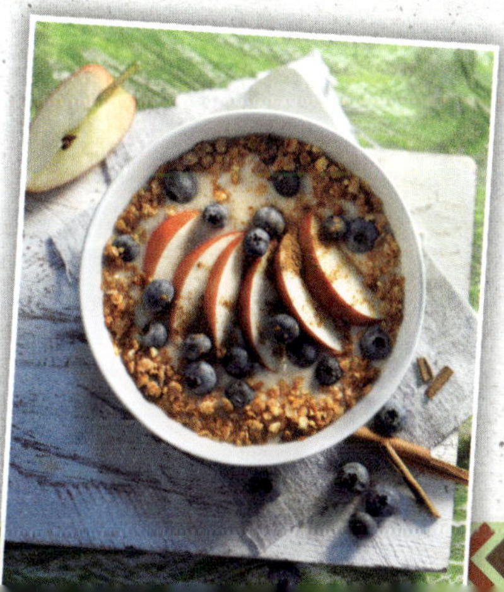

DEM GEIST STOFF GEBEN

Wem das eigene Grübeln im wahrsten Sinne des Wortes auf den Geist geht, der kann auch einmal versuchen, den Geist mit etwas anderem zu beschäftigen als mit den privaten Angelegenheiten. Gedichte auswendig zu lernen ist dafür die ideale Beschäftigung. Und man hat auch noch etwas davon. Denn man kann sie sich selbst laut oder im Kopf vortragen, wenn man an der Bushaltestelle wartet oder wenn man mal wieder das Tafelsilber poliert.

Wer es mit Gefühl mag, der wählt Rilke, zum Beispiel „Wie ich Dich liebe. Lass mich zählen wie“. Für heitere Stimmung sorgen Christian Morgenstern und Joachim Ringelnatz. Aber auch die großen Klassiker haben ihren Reiz. Warum nicht auch Goethes Zauberlehrling oder Schillers Glocke? Von den großen Dichtern gibt es auch leicht zu lernende Kleinode. Lassen Sie sie sich in einer Buchhandlung oder Bücherei beraten oder befragen Sie das Internet.

Wege aus der GRÜBELFALLE

Falls Sie keine Gedichte mögen, hier gleich noch ein paar Tipps zum Anhalten des Gedankenkarussells. Denn Grübeln sorgt für unnötigen Stress und fördert eine pessimistische Grundhaltung. Falls Sie einmal nicht aus der Grübelfalle herausfinden, gibt es ein paar einfache Tricks, um den Gedankenstrom zu stoppen. So bekommen Sie eine dringend benötigte Pause und fallen danach idealerweise nicht ins Grübeln zurück. Und falls doch, ermöglicht Ihnen die Grübelpause vielleicht den entscheidenden Geistesblitz, der Ihr Problem löst.

1. Lesen Sie laut einen Zeitungsartikel oder einen Artikel aus dem Internet. Durch das Lautlesen hat Ihr Gehirn keinen Platz mehr für Sorgen.

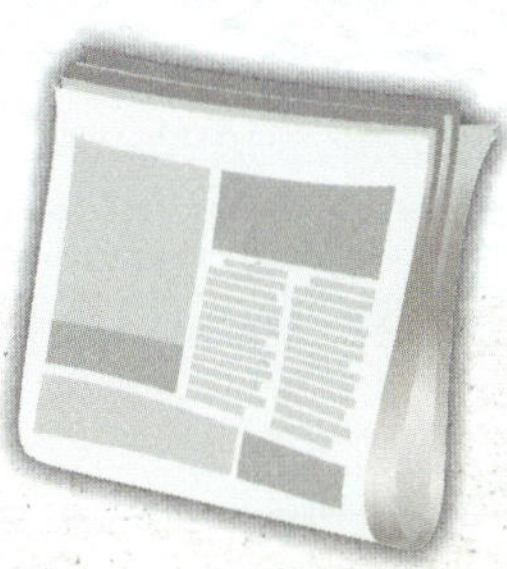

2. Stehen Sie auf, springen Sie leicht auf der Stelle und schütteln Sie ein paar Minuten lang alle Gliedmaßen locker aus.

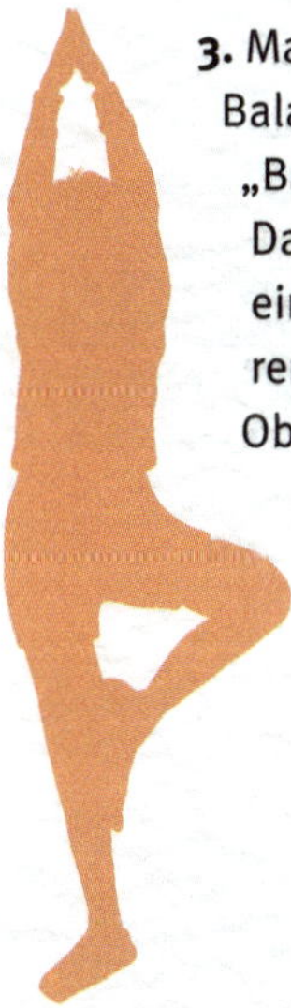

3. Machen Sie eine kleine Balance-Übung, z. B. den „Baum“ aus dem Yoga. Dafür stellen Sie sich auf ein Bein, legen den anderen Fuß an den inneren Oberschenkel des stehenden Beins und führen die Hände über dem Kopf zusammen.

DER KLEINE ELEFANT

Seltsam, sagte der kleine Elefant zum großen Elefanten. Seltsam, dass du nicht einfach den Pflock, an dem du festgemacht bist, aus der Erde reißt und als freier Elefant in die Welt hinausgehst.

Ach, sagte der große Elefant. Als ich so klein war wie du, haben sie mich schon festgebunden. Ich wollte nicht festgemacht sein und zog so fest an dem Pflock, wie ich nur konnte. Aber ich konnte mich nicht losmachen. Als ich größer wurde, versuchte ich es ab und zu noch, aber es gelang mir immer noch nicht. Irgendwann hörte ich damit auf und fand mich damit ab, dass ich angebunden war.

Und heute?, fragte der kleine Elefant.

Heute versuche ich es gar nicht mehr. Ich bin so daran gewöhnt, dass ich gar nicht wüsste, was ich tun sollte, wenn sich der Pflock löst.

Die beiden seufzten.

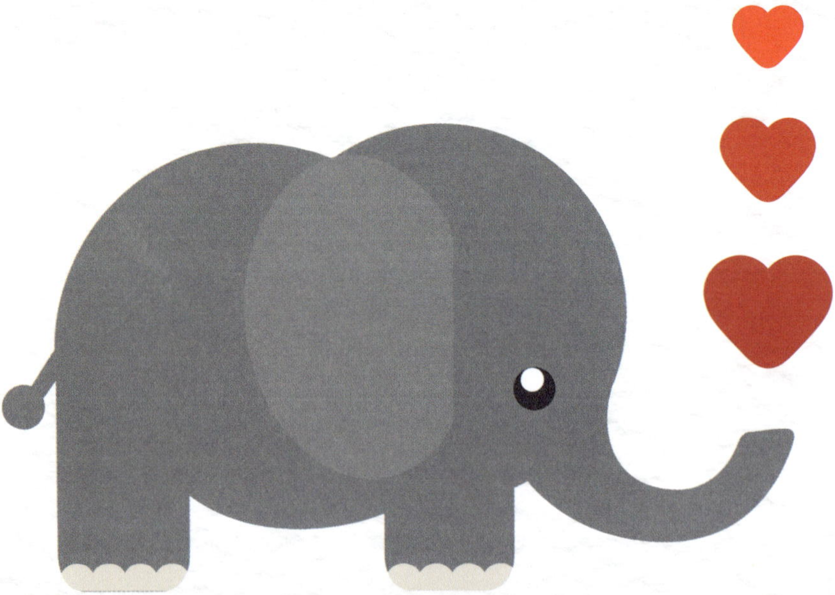

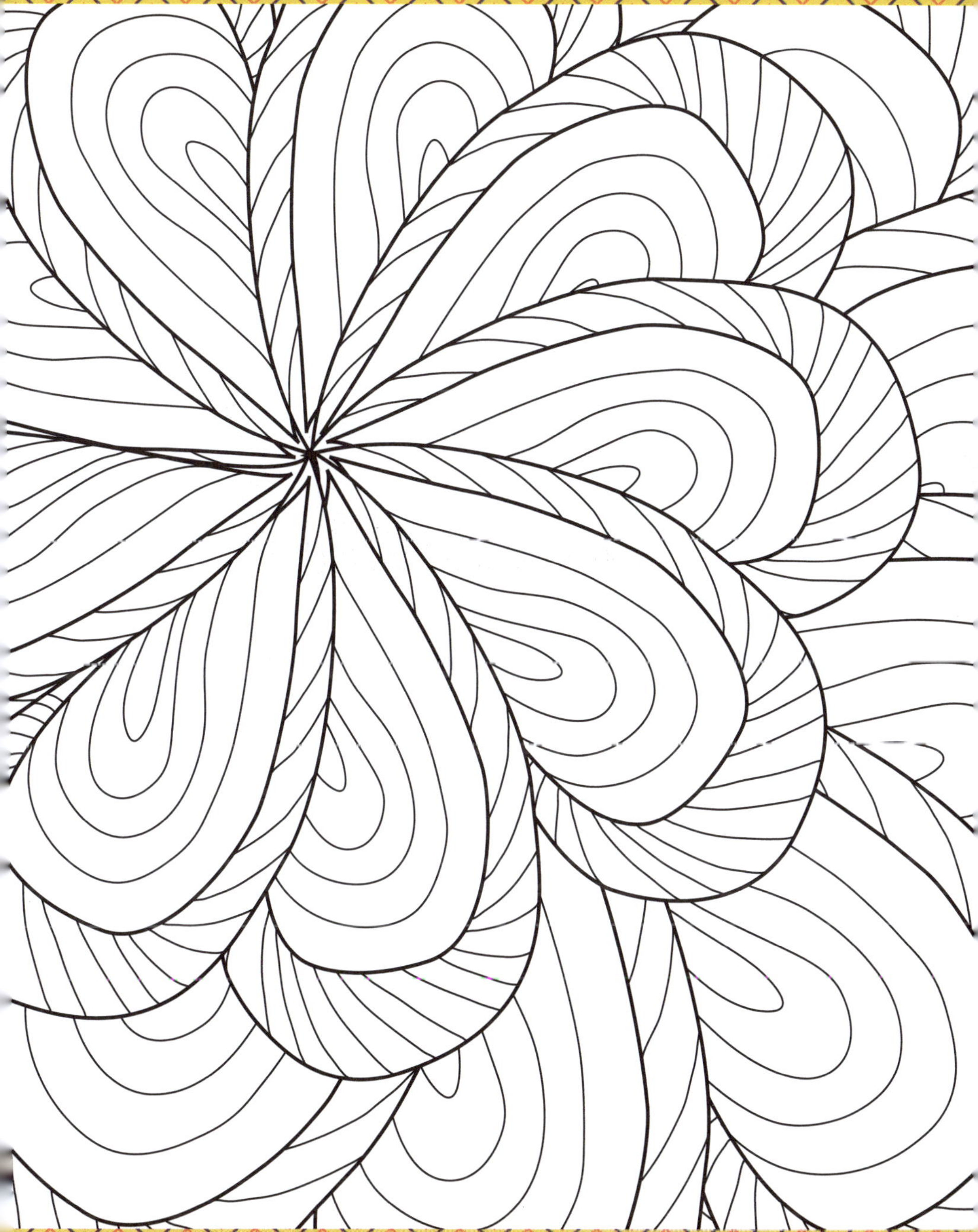

39

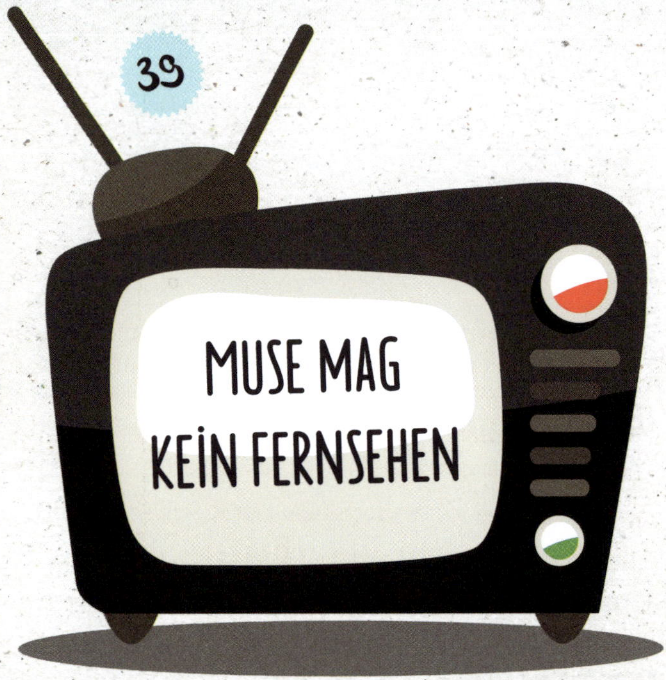

MUSE MAG KEIN FERNSEHEN

Schlechte Nachrichten für alle Serienjunkies: In einer wissenschaftlichen Studie wurde nachgewiesen, dass Fernsehen unkreativ macht. Wer also gerade das Gefühl hat, von der Muse geküsst worden zu sein, der sollte unbedingt die Glotze auslassen. Denn die Bilderflut und die vorgefertigte Information, die uns von dort erreicht, hemmt den kreativen Schub sofort wieder. Anscheinend ist es so, dass das Starren auf sich schnell bewegende Bilder das Hirn seinerseits erstarren lässt. Ganz davon abgesehen neigt man dazu, davor hängenzubleiben, und dafür ist Ihre Zeit einfach zu schade.

40

Eine Frage...

Was war Ihr mutigster Moment im letzten Jahr?

41

Teepause

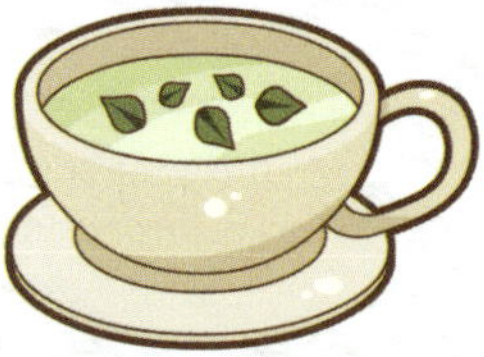

Tee eignet sich wunderbar als Getränk für eine kurze, achtsame Pause zwischendurch. Er ist schnell zubereitet, wärmt schön durch (oder kühlt im Sommer als Eistee) und bietet viele verschiedene Aromen zum Erschmecken. Genießen Sie ihn ganz in Ruhe. Hier ein Rezept für einen wohltuenden, gesunden Klassiker: Minztee mit Ingwer und Honig, frisch zubereitet.

ZUTATEN FÜR CA. 3 TASSEN:
3 Handvoll frische Minzblätter * ca. 3 cm frischer Ingwer * 1–2 Tl Honig

1. Die Minzblätter waschen und trocknen. Den Ingwer schälen und in dünne Scheiben schneiden oder hobeln. Beides in eine Kanne geben und mit 1,2 l heißem oder siedendem Wasser übergießen.
2. Den Tee vor dem Servieren 5–10 Minuten ziehen lassen. Je länger man ihn ziehen lässt, desto schärfer wird er; nutzen Sie eine Kanne mit Stövchen oder eine Thermoskanne, Ingwer und Minze ggf. nach der Wunschziehzeit entfernen. Den Tee durch ein Sieb in Tassen oder Gläser gießen und nach Belieben mit wenig Honig süßen.

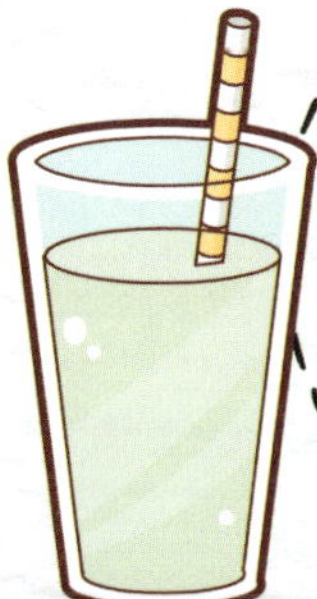

TIPP

Im Sommer etwas abkühlen lassen, mit Honig oder Agavendicksaft süßen, Gläser mit Eiswürfeln füllen und mit dem Tee übergießen.

FRÖBEL-FISCHSCHWARM

Dieses dekorative Mobilé regt zum Träumen an. Wie wäre wohl so ein Leben unter Wasser? Das Falten und Verweben der bunten Papierstreifen ist wunderbar entschleunigend und das Ergebnis macht noch lange Freude.

MATERIAL FÜR EINEN FISCH

» 2 Streifen Tonpapier in Gelb, Rot, Hellblau, Hellgrau, Grau oder Silber, 42 cm lang, 1 cm breit

MATERIAL FÜR EIN MOBILE

» mehrere verschiedene Fröbelfische (hier 16 Stück)

» Nähgarn in Grau

» kleiner Ast (z. B. Bambus)

AUSSERDEM

» Nadel

» Heißkleber

» Holzleim

FISCH EINFACH

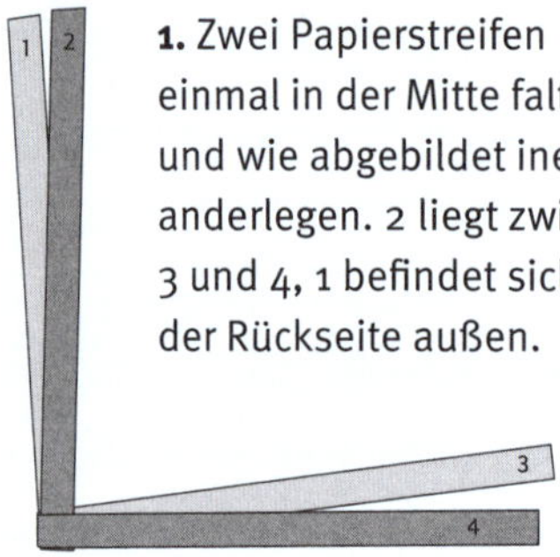

1. Zwei Papierstreifen einmal in der Mitte falten und wie abgebildet ineinanderlegen. 2 liegt zwischen 3 und 4, 1 befindet sich auf der Rückseite außen.

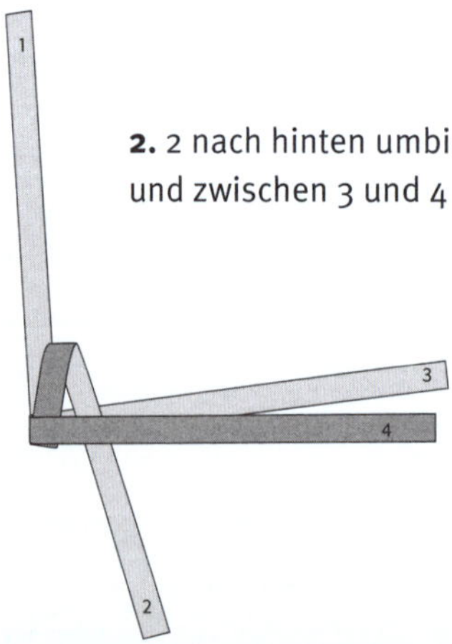

2. 2 nach hinten umbiegen und zwischen 3 und 4 legen.

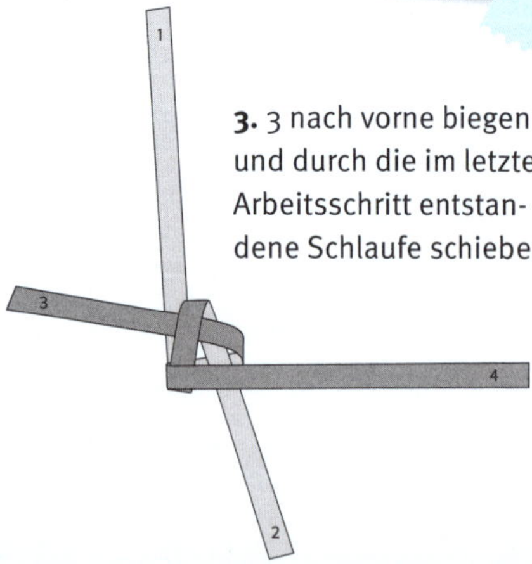

3. 3 nach vorne biegen und durch die im letzten Arbeitsschritt entstandene Schlaufe schieben.

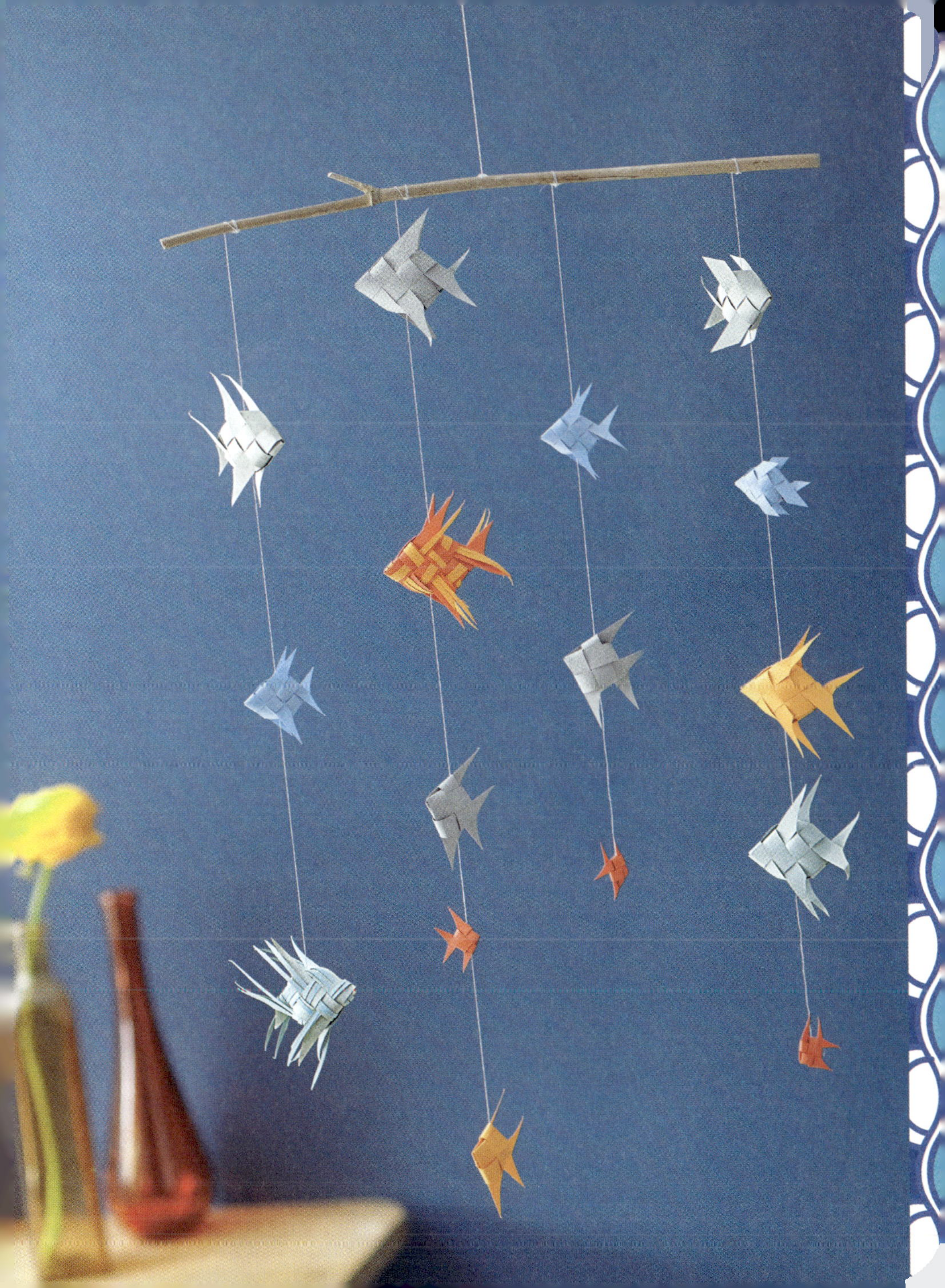

4. 2 nach oben biegen und in die im letzten Arbeitsschritt aus 3 entstandene Schlaufe schieben. Das Arbeitsstück wenden.

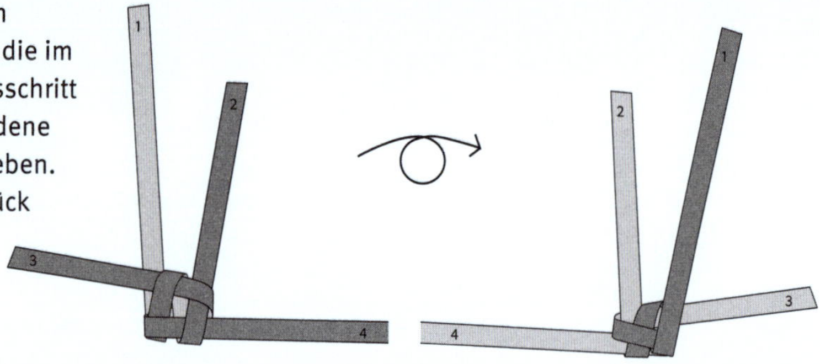

5. 3 über 1 nach vorne klappen und unter die nächste Bandschlaufe schieben.

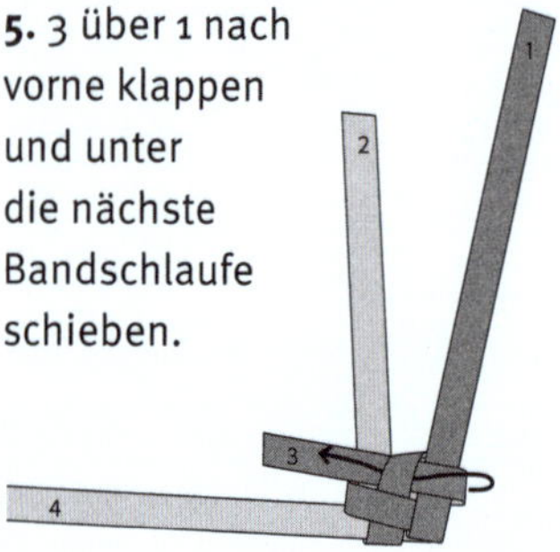

6. Die Bänder vorsichtig festziehen. Der komplexere Fisch geht mit Schritt 7 weiter. Beim einfachen Fisch noch die Flossen und den Schwanz zurechtschneiden – fertig.

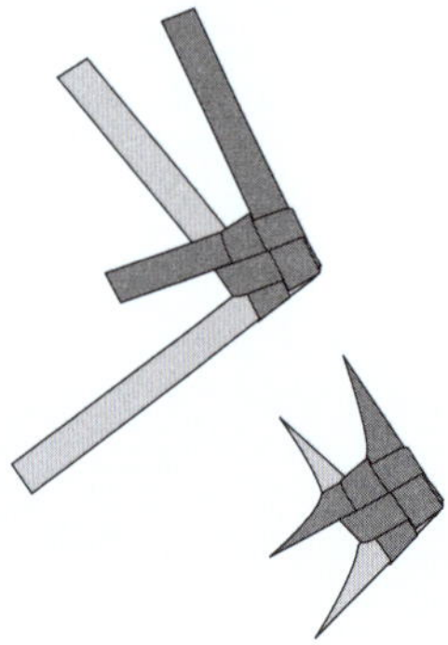

FISCH KOMPLEX

7. Den Fisch drehen, sodass alle Bänder nach unten zeigen. 1 nach hinten biegen und unter 2 legen. 4 nach oben führen und über 3 und 1 legen.

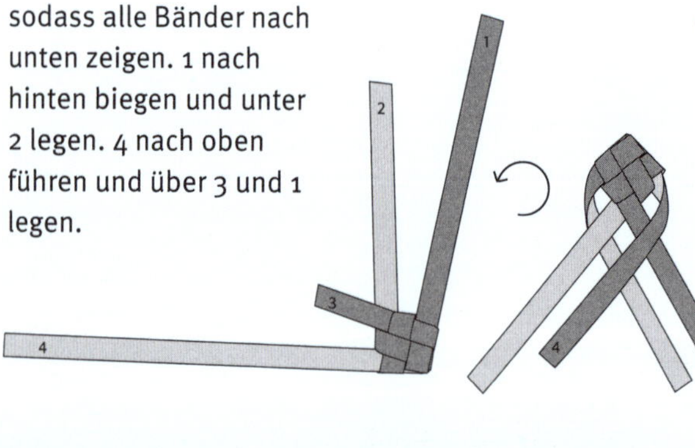

8. 1 über 4 und 2 nach oben klappen.

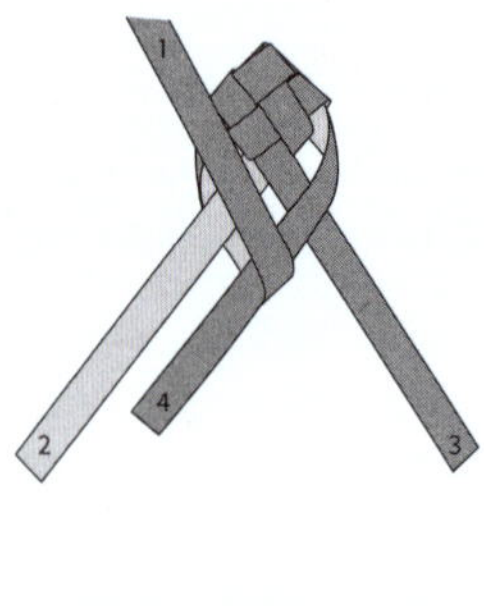

9. 2 über 1 legen und unter 3 hindurchziehen. Den Fisch wenden.

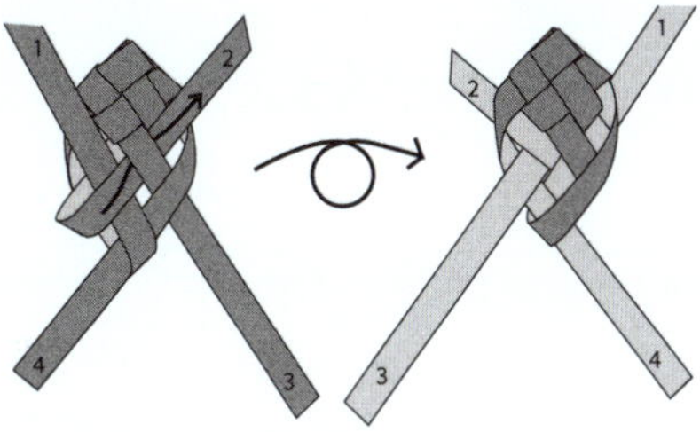

10. Schritt 8 und 9 auf der Rückseite wiederholen. Dafür 4 nach oben klappen. Dann 3 über 4 legen und durch die Lasche fädeln. Die Bänder vorsichtig festziehen. Der Fischkörper ist fertig. Den Fisch drehen.

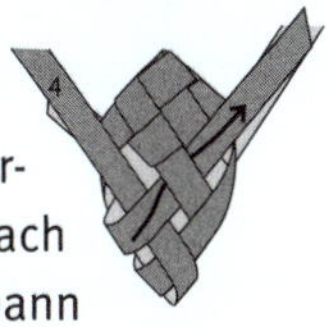

11. Bauch- und Rückenflossen zurechtschneiden. Zwei der abgeschnittenen Reste als Schwanzflossen zuschneiden und wie gezeigt anbringen. Ggf. mit Klebstoff fixieren.

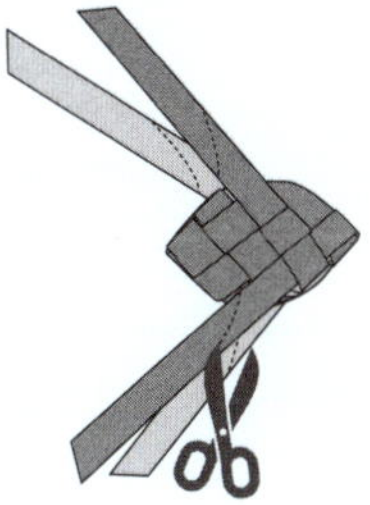

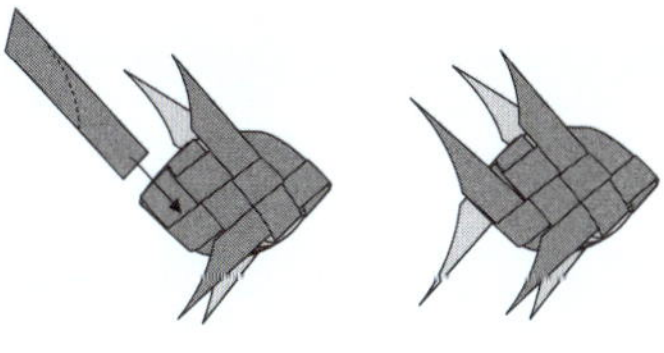

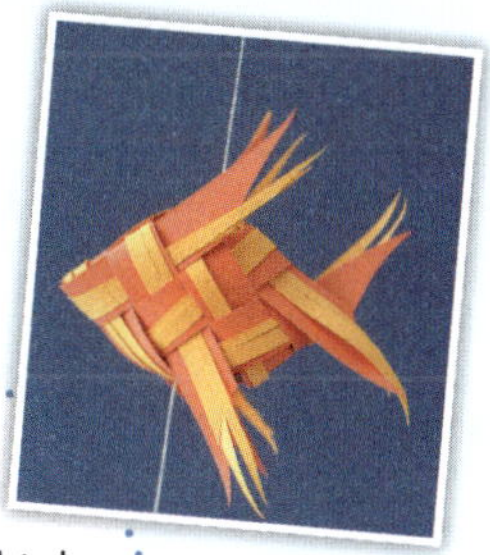

Tipp

Besonders raffiniert wirkt der komplexe Fisch, wenn Sie ihn aus doppelt gelegten Streifen falten: einem normal breiten und einem etwas schmaleren in einer anderen Farbe.

MOBILE

1. Zunächst mehrere einfache und komplexe Fische nach Anleitung weben.

2. Die Fische in der gewünschten Reihenfolge auslegen und mit der Nadel auf unterschiedlich lange Stücke grauen Nähgarns fädeln. Dafür bei den komplexen Fischen durch das Band zwischen den Rückenflossen stechen. Bei den einfachen das Band vor der Rückenflosse durchstechen. Damit sie nicht zusammenrutschen, die Fische mit einem Tropfen Heißkleber auf dem Nähgarn befestigen.

3. Die Girlanden in gleichmäßigen Abständen am Stock festknoten und mit ein wenig Holzleim fixieren. Ein weiteres Stück Nähgarn um die Mitte des Stocks schlingen, das Mobile ausbalancieren und aufhängen.

43

Weißt Du das wirklich?

Es ist wohl ganz natürlich, dass wir viele Dinge beurteilen und kritisieren, jedenfalls ist kaum einer von uns frei davon. Oft trifft unser Urteil auch Dinge oder Menschen, die nicht danach gefragt haben und es auch gar nicht brauchen. Dennoch bilden wir uns schnell eine Meinung und leider fällt diese Meinung je nach Stimmungs- und Weltlage auch nicht besonders positiv aus. Bei all den negativen Gedanken, die sich dabei so ansammeln, sollten wir uns immer klar machen, dass diese Gedanken vor allem die eigene Energie verbrauchen. Darum: Falls Sie sich mal beim vorschnellen Urteilen erwischen, dann stellen Sie sich einfach die Frage: „Weißt Du das wirklich?“

44

„Wer Bäume setzt, obwohl er weiß, dass er nie in ihrem Schatten sitzen wird, hat zumindest angefangen, den Sinn des Lebens zu begreifen.“

Rabindranath Tagore (1861–1941)

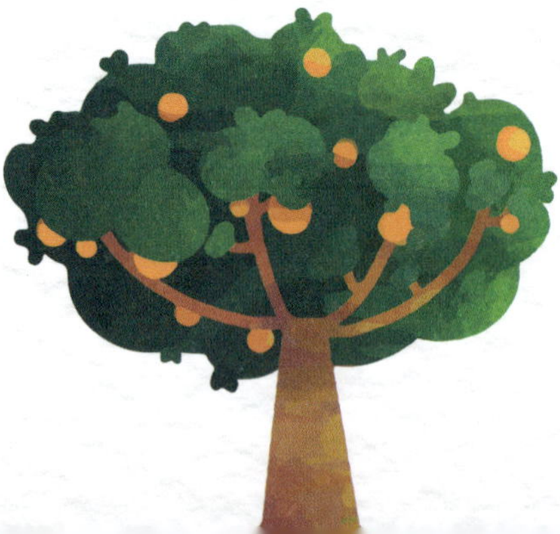

45

Mein Freund, der Zufall

Wir haben Pläne für alles. Bei der Arbeit sowieso. Was wäre die Bürowelt ohne To-Do-Listen und Zeitpläne, mit denen wir versuchen, alle Eventualitäten zu bedenken und Fehler auszuschließen? Aber auch der private Alltag ist oft bestimmt durch unsere Absicht, alles möglichst genau zu planen.Wenn es schief läuft, ist die Laune im Keller. Trotz Verkehrs-App in den Stau gefahren, trotz Einkaufsliste zwei Zutaten vergessen, trotz mehrmaliger Ankündigungen und Nachfragen den wichtigen Termin verpasst. Das gilt auch für weitreichendere Pläne, Urlaubsplanung, Jobsuche, Kinderwunsch. Erstens kommt es anders und zweitens als man denkt.Denn das Seinlassen, das Irren und der Zufall sind wichtige Komponenten in unserem Leben, die es bunt und rund machen. Gerade wenn man denkt, dass die Situation nicht verfahrener sein könnte, geschieht öfter schon mal etwas, womit wir nicht gerechnet haben und was dazu beiträgt, dass das Ergebnis insgesamt stimmiger ist. Dazu gehört, die Kontrolle ab und an mal ab und dem Zufall eine Chance zu geben.

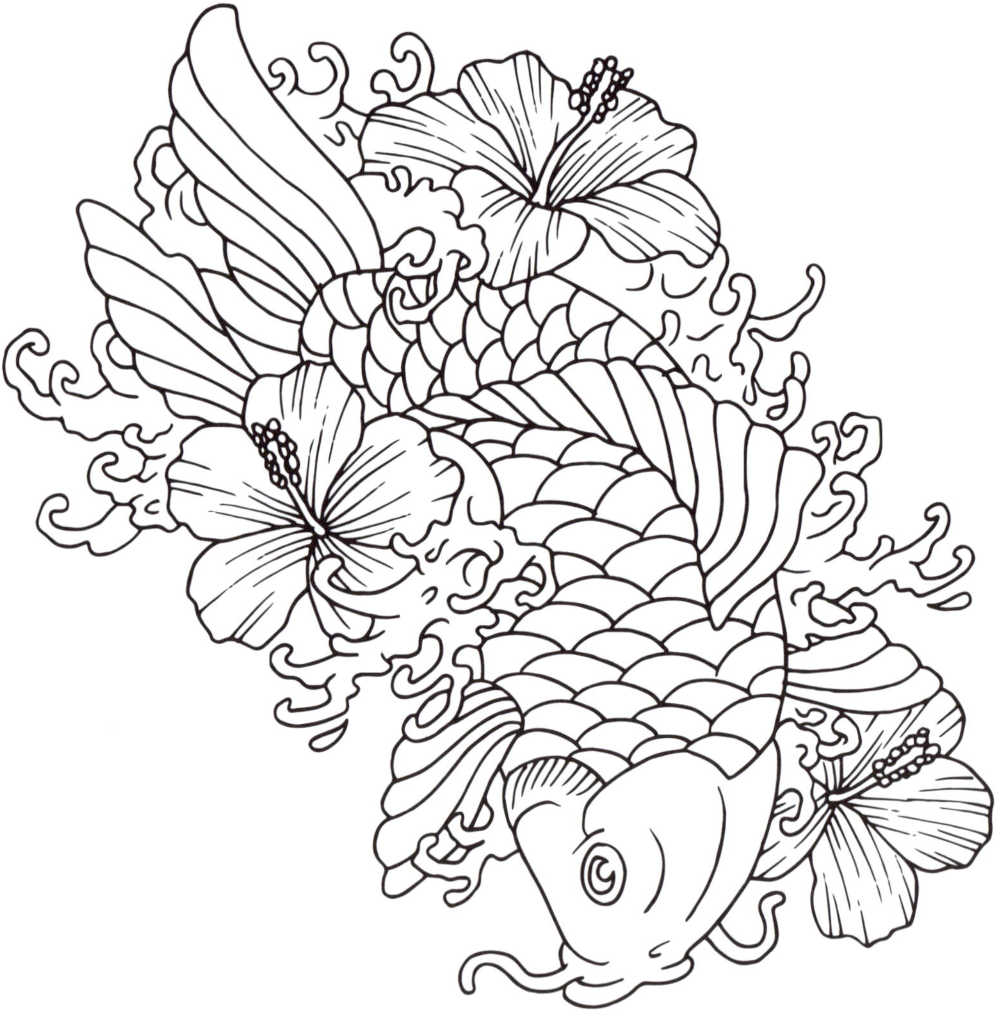

47

Der Wunschzettel

In der Kindheit haben wir Wunschzettel geschrieben. Vielleicht sogar noch mit dem Glauben an den Weihnachtsmann, vielleicht aber auch schon in dem Wissen, dass die Eltern ihn lesen würden und ein paar Wünsche davon erfüllen.

Das Schöne am Wunschzettel war, dass man sich in verschiedene Szenarien hinein träumen konnte. Meist wünschte man sich so viel, dass klar war, dass man nicht alles bekommen würde. Aber eben auch, dass ein paar Punkte darunter sein würden, die erhört würden. Die Vorfreude machte das Schreiben besonders schön.

Auch heute kann es durchaus sinnvoll sein, ab und an einen Wunschzettel zu verfassen. Was fehlt mir? Was wünsche ich mir? Was bestelle ich beim Universum? Eine neue Küche, einen neuen Mann, eine Ausrüstung zum Drachenfliegen, eine Querflöte … Versuchen Sie es mal. Vielleicht geht der ein oder andere Wunsch in Erfüllung.

48

EUKALYPTUS

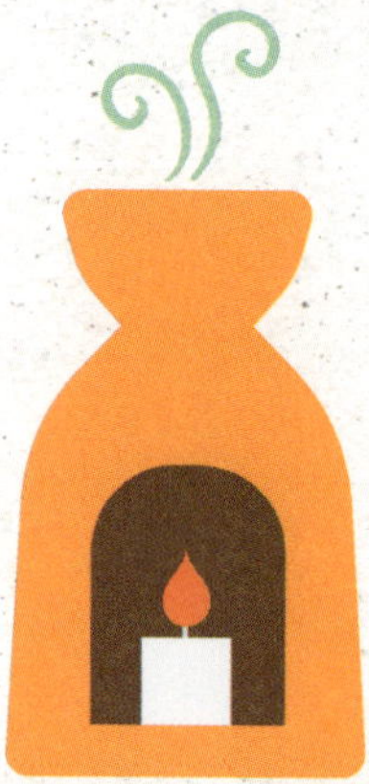

Eukalyptusduft macht nicht nur bei Erkältung die Atemwege frei, sondern fördert auch die Konzentrationsfähigkeit. Ideal also, um Sie bei Ihren Achtsamkeitsübungen zu unterstützen. Ein paar Tropfen in die Aromalampe und schon können Sie tief durchatmen und sich ganz in Ihr Tun versenken.

49

Welches Foto – aus einer Zeitung oder Zeitschrift oder aus dem Internet z. B. – hat Sie zuletzt inspiriert und wirklich berührt und warum?

Eine Frage ...

KEINE TRICKS!

Der innere Schweinehund ist mit allen Wassern gewaschen. Er sieht es als seine Aufgabe, den veränderungswilligen Menschen von sinnvollen Tätigkeiten abzuhalten und wendet dafür ganz schön viel Fantasie auf. Er kann ganz hervorragend Einwände und Bedenken erfinden: Zu viel Sport schadet den Knorpeln, einmal Salat statt Steak zu essen nützt nichts, Fernsehen bildet, auch wenn die interessante Doku schon längst von den Hits der 90er abgelöst wurde.

Nehmen Sie es ihm nicht übel. So ist er. Aber hören Sie auch nicht auf ihn. Sie möchten etwas ändern und haben dazu ein paar Vorsätze gefasst. Schützen Sie sie vor ihm! Einmal ist sehr wohl mehr als kein Mal und viele kleine Schritte summieren sich zu einem Weg von 1000 Meilen. Das weiß jeder.

Richten Sie ihm daher aus: Keine Tricks! Schnell die Sportklamotten anziehen und raus in den Wald. Sitzkissen raus und fünf Minuten drauf gesetzt. Augen zu, tief Luft holen und ihn nörgeln lassen. Er hört auch schon wieder auf.

51

Innehalten, sammeln, weiten

Eine der einfachsten Übungen, um mehr Achtsamkeit in den eigenen Alltag zu integrieren, ist die folgende. Sie wird auch die Drei-Minuten-Übung genannt. Vielleicht nehmen Sie sich vor, sie immer an einem bestimmten Ort zu einer bestimmten Zeit zu machen, so gewöhnt man sie sich schnell als Routine an:

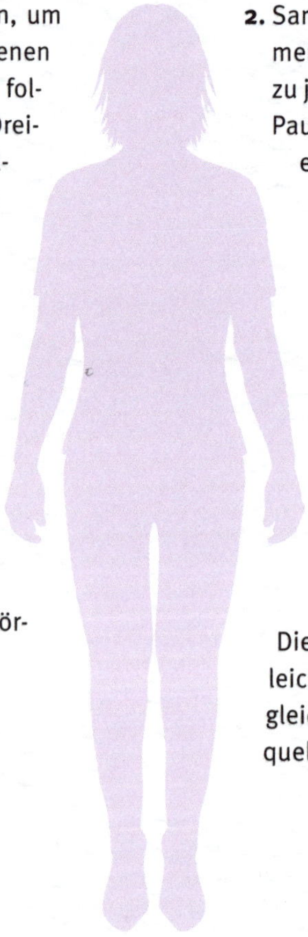

1. Innehalten, eine aufgerichtete Haltung einnehmen, Augen schließen. Bewusst wahrnehmen, was Sie jetzt im Moment spüren. Wie fühlt sich der Körper an?
2. Sammeln, das heißt die volle Aufmerksamkeit zum Atem lenken, zu jedem einzelnen Atemzug, den Pausen dazwischen. Der Atem ist es, der uns immer wieder in die Gegenwart bringt.
3. Weiten Sie das Feld Ihrer Wahrnehmung – vom Atem ausgehend – immer weiter aus, sodass Sie Ihren Körper als Ganzes wahrnehmen. Vielleicht lässt sich die Wahrnehmung über das Ich hinaus ausdehnen. Nehmen Sie sich atmend in Ihrer Umwelt war.

Diese Übung ist eine erstaunlich leichte Einstiegsübung, die zugleich eine Inspirations- und Kraftquelle ist.

Ein Hauch von Orient

Geheimnisvoller ferner Osten, abenteuerliche Seidenstraße, bunte Basare und Gewürzmärkte – an all das erinnert die Duftkomposition aus Sandelholz und Patschuli. Auch wenn sie in diesem **selbst gemachten Waschpulver** nur als leichte exotische Note wahrnehmbar sind: Versuchen Sie sie schon bei der Herstellung des Waschpulvers und später beim Tragen des gewaschenen Kleidungsstückes zu erschnuppern und träumen Sie sich in Ruhepausen ein bisschen in die Ferne! Dieses Grundrezept können Sie nach Ihren persönlichen Vorlieben auch mit anderen ätherischen Ölen beduften.

ZUTATEN:

250 g duftneutrale Seife * 250 g Waschsoda * 100 g Natron
20 Tropfen ätherisches Sandelholzöl * 20 Tropfen ätherisches Patschuliöl

Anleitung

1. Die Seife mit einer Küchenreibe klein raspeln.
2. Waschsoda und Natron in einer Schüssel vermischen und die ätherischen Öle dazugeben. Die Seifenspäne untermischen.
3. In einen etikettierten, wasser- und luftdichten Behälter füllen.

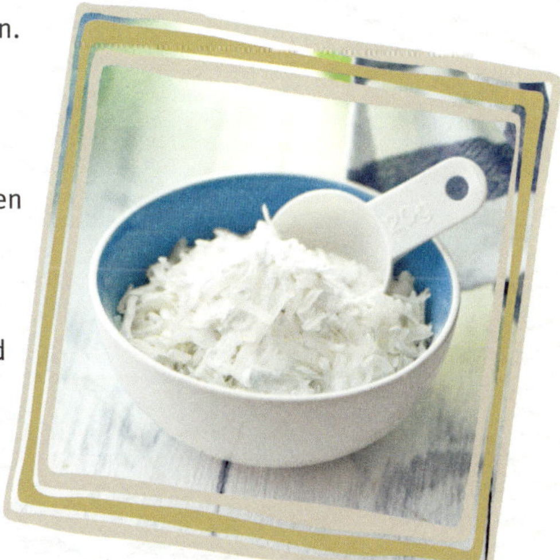

Anwendung

Je nach Verschmutzungsgrad, Wasserhärte und Befüllung pro Waschladung 75–100 g ins Hauptwaschfach der Waschmaschine geben. Hier ist etwas Ausprobieren und individuelle Anpassung gefragt. Für Fein- bis Kochwäsche geeignet.

53

Persönliche BESTZEIT

Nachteulen kommen erst auf Touren, wenn die anderen schon schlafen und fühlen sich am wohlsten, wenn es möglichst dunkel ist. Dann ist der Alltag weit weg und es kommt die Zeit für Seelenruhe und Kreativität. Andere sind erst richtig bei der Sache, wenn sie morgens mit leerem Kopf und Magen die Dinge angehen.

Falls Sie es noch nicht wissen, sollten Sie herausfinden, wann Ihre persönliche beste Zeit ist. Lohnt es sich, früh schlafen zu gehen oder machen Sie besser am Nachmittag ein Nickerchen, um am Abend zu großer Form aufzulaufen?

Stellen Sie sich womöglich am besten einen Wecker, um mit den Vögeln aufzustehen? Oder wollen Sie lieber bis zum letzten Moment ausschlafen? Übrigens: Um gesund zu bleiben, sollte ein Mensch mindestens sieben Stunden pro Tag bzw. Nacht schlafen. Diese sieben Stunden müssen laut wissenschaftlicher Studien jedoch nicht am Stück geschlafen werden.

Egal, ob Sie Nachteule oder Lerche sind: Richten Sie sich zu Ihrer besten Zeit Ihre persönliche freie Stunde ein, in der Sie ungestört das tun können, was Sie gerne tun möchten.

ISST DU NUR ODER KOCHST DU AUCH?

Diese ganz alltägliche Angelegenheit gehört zu den ältesten Kulturtechniken überhaupt: das Kochen! Denn als der Mensch herausfand, wie gut am Feuer zubereitete Speisen schmecken, begann er kontinuierlich, die Zubereitung von Nahrung zu verfeinern und entwickelte einen immer feineren Geschmack. Er begann Nahrung nicht direkt nach der Jagd zu verschlingen, sondern zuzubereiten. Dies ist ein Plädoyer, dem Kochen neue Aufmerksamkeit zu schenken!

Dass man sich um einen Tisch versammelt, um Essen gemeinsam zu sich zu nehmen, gehört ebenfalls zu den Errungenschaften der Menschheit. Es lohnt sich, daran festzuhalten. Denn Kochen entschleunigt, wenn wir uns Zeit dafür nehmen. Gemeinsame Mahlzeiten beleben das Gemeinschaftsgefühl. Das wissen sogar Menschen, die beim Kantinenessen wieder Kraft schöpfen für den zweiten Teil des Tages.

Darum lasst uns Rezepte tauschen und Einladungen aussprechen. Es müssen keine großen Menüs sein, mit denen wir einander beeindrucken, eine einfache Suppe tut's auch.

55

Ich komme einfach nicht dazu!

Wer sind eigentlich die kleinen, gemeinen Wesen, die uns still und heimlich die Zeit wegfressen? Wie oft hören wir uns sagen „Ach, ich würde ja gerne, aber ich habe einfach keine Zeit“. Wie wäre es, wenn Sie sich hier zumindest mal die Zeit nähmen, darüber nachzudenken, wer die Zeitfresser in Ihrem Leben sind. Was sind das für wichtige Aktivitäten, die Sie da verfolgen, und sind Sie wirklich alle notwendig? Eine Liste kann dabei helfen, sich klar zu machen, ob man auf manche Verpflichtung und manchen Zeitvertreib nicht doch verzichten könnte zugunsten der Entschleunigung des eigenen Lebens.

1.
2.
3.
4.
5.
6.
7.
8.
9.
10.

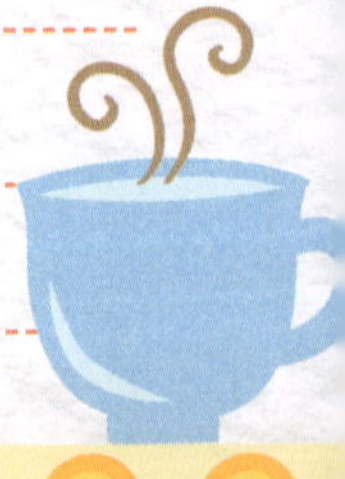

56

KEINER DA?

Kennen Sie das? Da ist der Wunsch, vielleicht nach einem langen, anstrengenden Tag, sich auszutauschen und zu zerstreuen, aber niemand ist da. Höchstens der Fernseher, und der hat sich für heute auch vorgenommen, Sie bestenfalls zu langweilen, wenn nicht sogar zu ärgern? Ein Gläschen Wein vielleicht – aber nein, das tut es auch nicht. Macht höchstens einen dicken Kopf.

Aber Moment mal! Da war doch noch jemand!? Ja, genau! Sie selbst. Diese Person kommt vielleicht viel zu selten zu Wort. Sie kümmert sich um all Ihre Erledigungen, kauft ein, räumt die Spülmaschine aus, holt Pakete beim Nachbarn ab und bringt sie als Retoure wieder zur Post. Fragen Sie diesen Menschen doch einmal, wie es ihm geht und wonach ihm gerade so wäre. Sie werden erstaunt sein, wie unterhaltsam er sein kann. Wenn man ihn nur fragt.

Popcorn mal anders

Fast jeder kennt und liebt Popcorn als den idealen Snack im Kino oder auf Jahrmärkten. Lecker, aber eigentlich immer das gleiche. Versuchen Sie doch mal etwas Neues! Hier eine etwas exotischere Variante, um Ihre Geschmacksnerven auf neue Wege zu schicken. Vielleicht zu einem Filmabend mit „Lawrence von Arabien“?

ZUTATEN FÜR 4 PORTIONEN:

2–3 El Speiseöl * 50 g Mais * 1 El Zucker
1 Tl Rosenwasser * Rosenblütenblätter nach Wunsch

1. Das Öl in einem Topf oder einer tiefen Pfanne auf mittlerer Temperatur erhitzen. Die Maiskörner zugeben und auf dem Topfboden verteilen. Den Deckel fest auf den Topf legen. Warten, bis die ersten Körner aufplatzen. Den Topf regelmäßig schütteln. Nach ca. 2 Minuten den Topf von der Herdplatte nehmen und warten, bis die letzten Körner geplatzt sind.
2. Den Zucker in eine Pfanne geben und unter Rühren erwärmen. Rosenwasser zugeben. Popcorn in die Pfanne geben und im Rosensirup schwenken. Popcorn in Portionsschälchen füllen und servieren.
3. Nach Belieben mit Rosenblütenblättern garnieren.

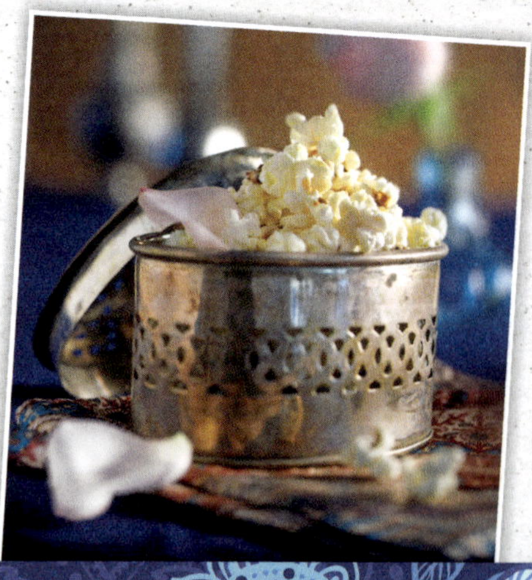

WIE EINFACH ...

Sie kennen sicher das ungute Gefühl, von anderen Menschen beobachtet zu werden. Besonders stark ist es, wenn man alleine auf eine größere Gesellschaft trifft, sei es im privaten Rahmen oder bei einer beruflichen Verpflichtung. Gerade sensible Zeitgenossen neigen dann dazu anzunehmen, dass nun alle Blicke auf sie gerichtet sind, dass alle anderen einander bereits gut kennen und einander verbunden sind.

Sehr hilfreich ist es dann, sich auf die andere Seite zu begeben und sich selbst zum Beobachter zu erklären. Die Umgebung und andere Menschen interessiert und freundlich anzuschauen. Genau das ist Achtsamkeit.

Richtet sich Ihre Aufmerksamkeit auf das Geschehen um Sie herum, dann lenkt Sie dies von dem Gefühl ab, selbst im Zentrum der Aufmerksamkeit zu stehen. Und wer seine Umgebung aufmerksam und freundlich betrachtet, der wird sich nicht lange beobachtet und ausgeschlossen fühlen.

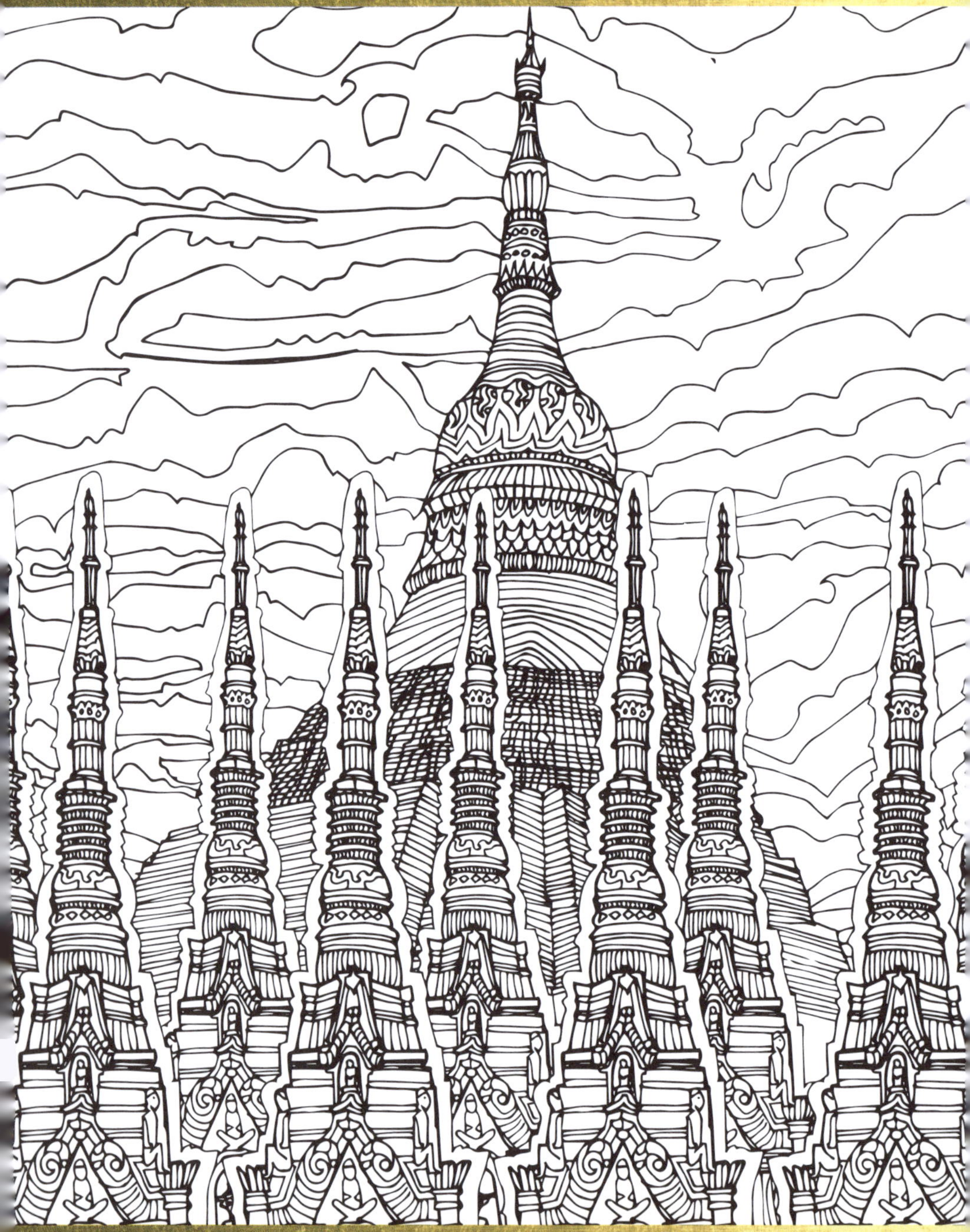

← 59

60

KEINE ANGST

Wer wagt, der liefert sich der Gefahr aus zu verlieren. Wer sich im Heimwerken übt, der bohrt womöglich eine Wasserleitung an, und wer das Kochen erlernen möchte, der verwüstet beim ersten Versuch, ein Süppchen zuzubereiten, womöglich die Küche. Die selbst gestrickte Mütze ist ein formloser Beutel und das Geigenspiel eines Anfängers erfreut nur die Katzen in der Umgebung. Das ist ganz normal, wenn man etwas Neues ausprobiert.

Zum Lernen gehört der Fehlversuch. Misslingen macht den Meister. Versuch und Irrtum ist seit Menschengedenken ein probates Mittel. Seien Sie dabei freundlich mit sich, sehen Sie sich Misserfolge nach. Zum Erproben, Irren und Besserwerden ist Ihr Leben da. In diesem Sinne: Haben Sie diese Woche schon etwas Neues ausprobiert?

61

Eine Frage...

Was würde eigentlich passieren, wenn Sie nächstes Wochenende nur die ein bis zwei wichtigsten Punkte auf Ihrer Erledigungsliste abarbeiten und ansonsten einfach mal Pause machen?

62

ORIGAMI-WANDSTERN

Die beliebte Faltkunst aus Japan ist beinah schon eine Achtsamkeitstechnik an sich. Präzision ist hier alles. Die geforderte Konzentration holt Sie für eine Weile aus dem Alltag. Atmen Sie bewusst, falten Sie entspannt und bestaunen Sie, wie nach und nach ein kleines Kunstwerk unter Ihren Händen entsteht.

Größe: Ø 14,5 cm

MATERIAL

» Origamipapier in Silber gemustert, Perlmutt oder Perlmutt gemustert ca. 80 g/m², 15 × 15 cm

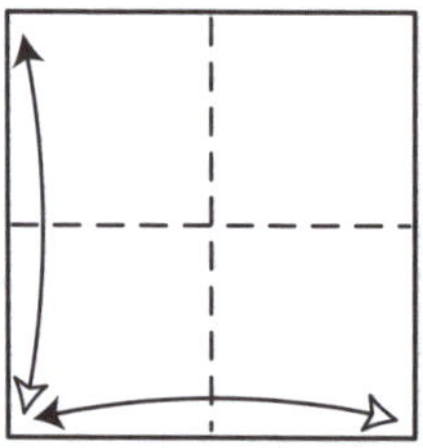

1. Die farbige Seite des Papiers zeigt nach unten. Das Papier zweimal zur Hälfte falten und wieder öffnen.

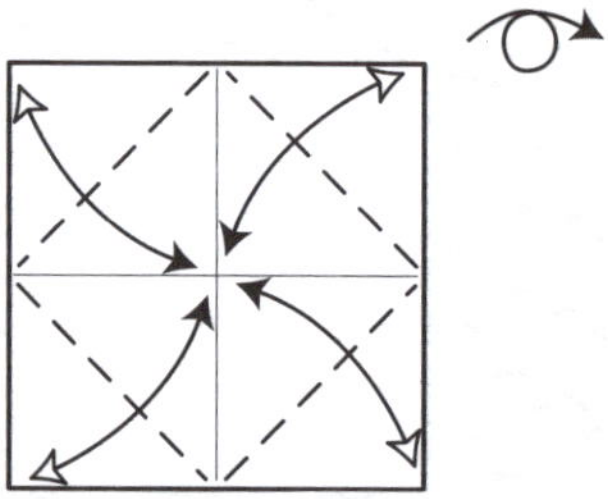

2. Alle Ecken zur Mitte falten und wieder öffnen. Modell wenden.

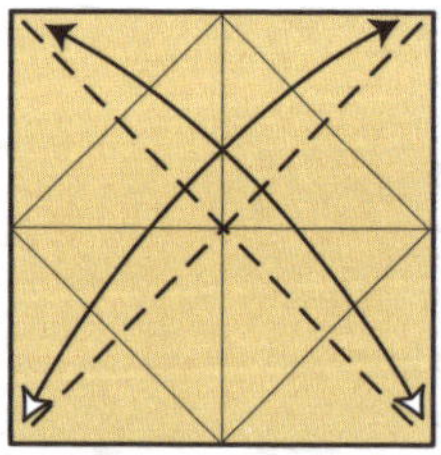

3. Beide Diagonalen falten und wieder öffnen.

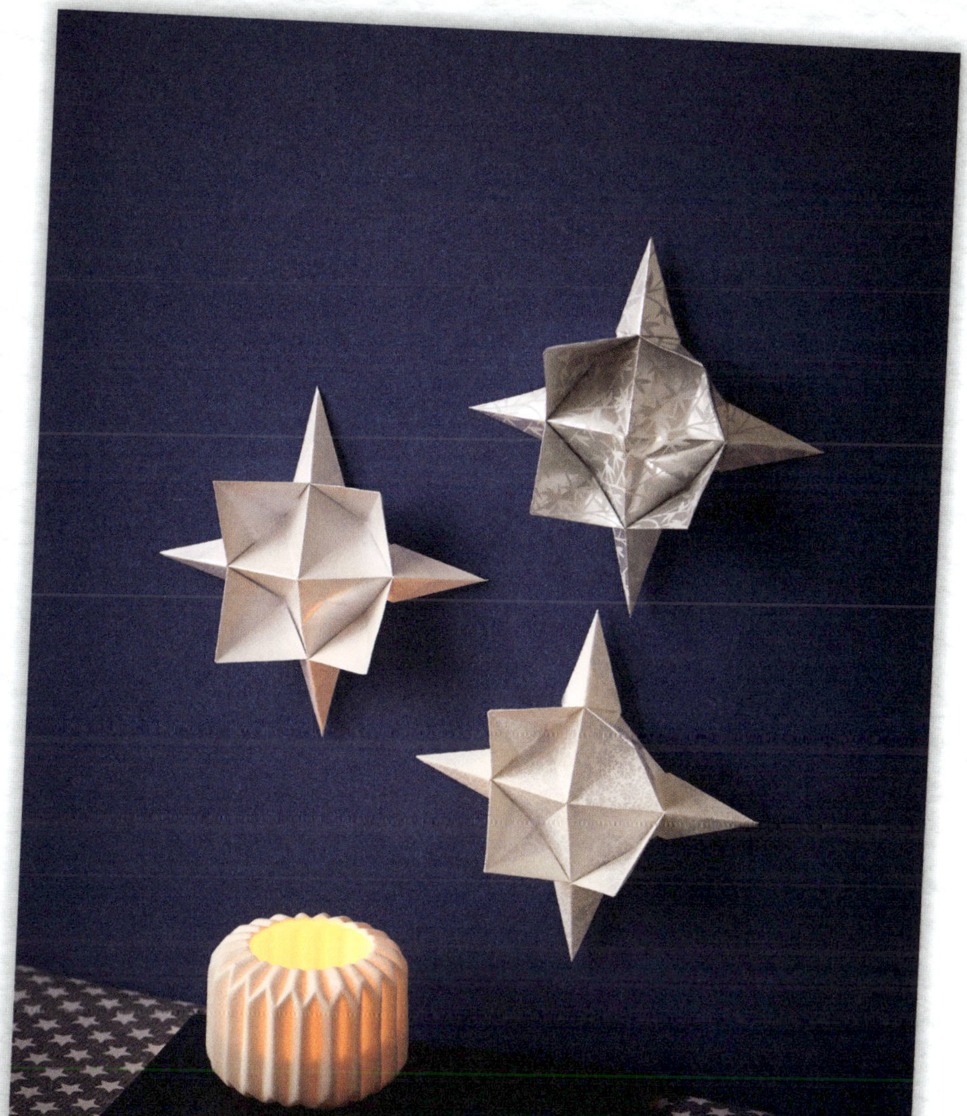

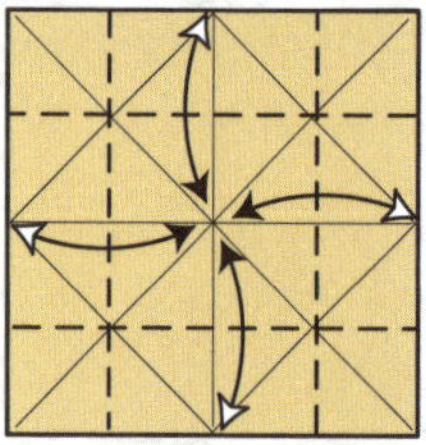

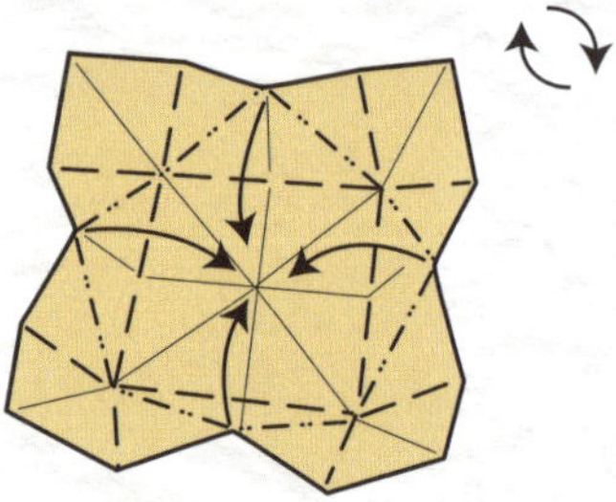

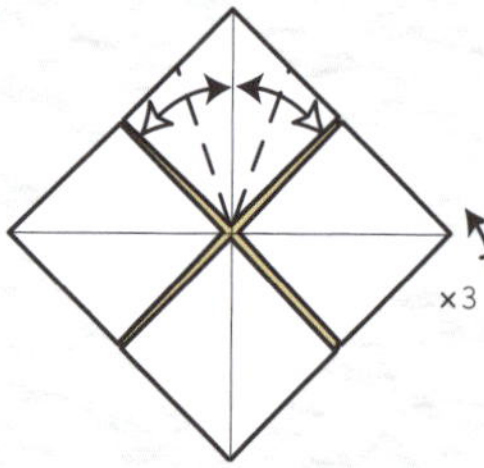

4. Nacheinander die Kanten zur Mitte falten und wieder öffnen.

5. Die markierten Stellen gleichzeitig zum Mittelpunkt falten und dabei die Kanten wie abgebildet zu Berg- und Talfalten ausformen. Alles glattstreichen. Modell drehen.

6. Innerhalb eines kleinen Quadrats die unteren Kanten wie abgebildet zur Mitte falten und wieder öffnen. Bei den anderen Quadraten wiederholen.

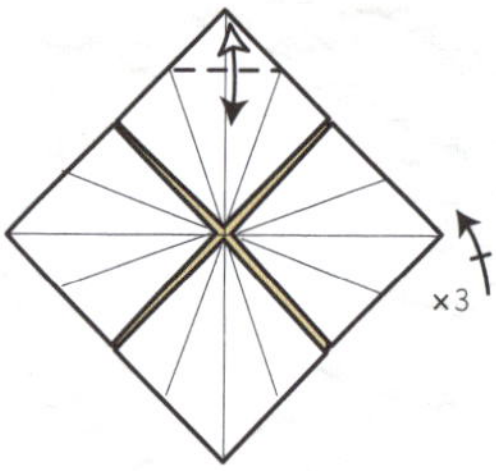

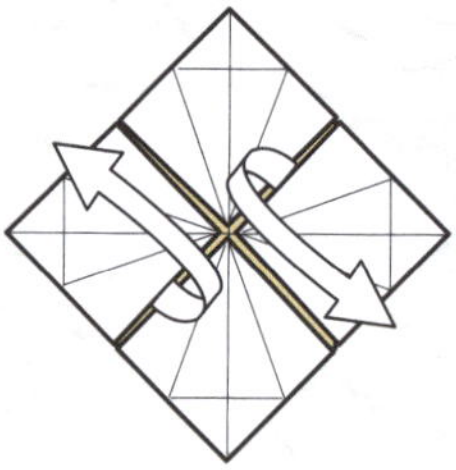

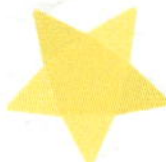

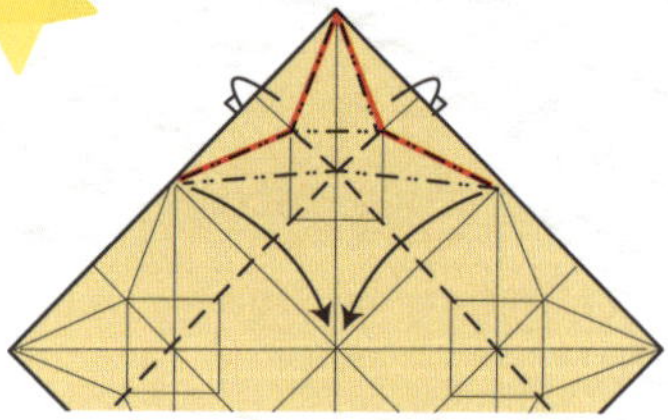

7. Obere Ecke talfalten und wieder öffnen. An den anderen Ecken wiederholen.

8. Modell komplett entfalten.

9. Im oberen Viertel die Kanten entlang der rot markierten Bergfalten nach hinten umklappen.

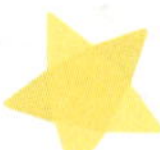

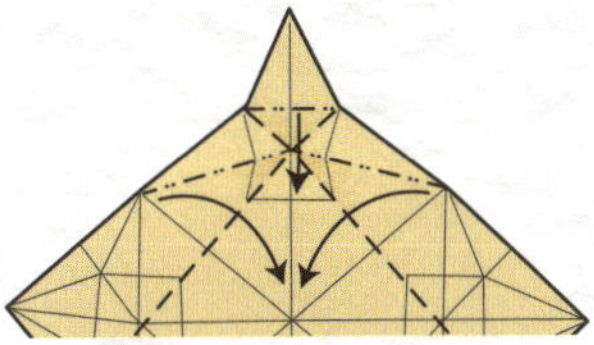

10. Kanten wie dargestellt ausformen, zur Mitte falten und flachdrücken.

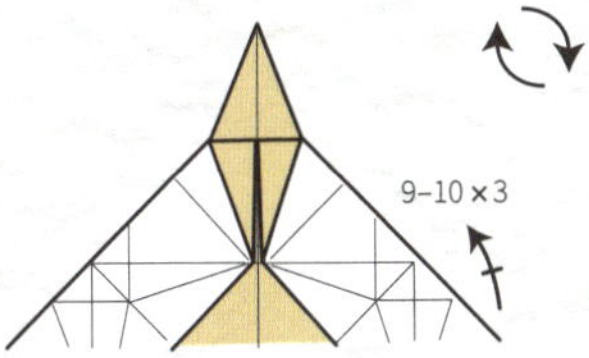

11. Schritte 9–10 an den anderen Ecken wiederholen. Modell drehen.

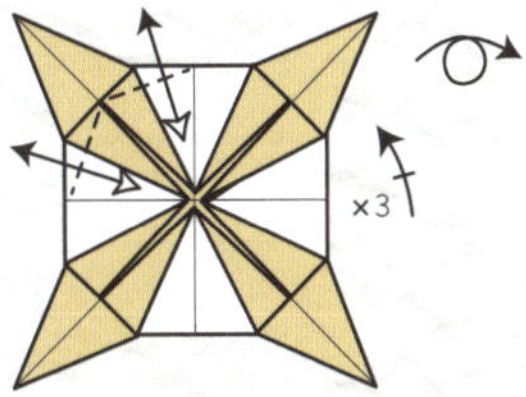

12. Innen liegende Spitzen wie eingezeichnet aufklappen, Talfalten anbringen und wieder schließen. An den anderen Seiten wiederholen. Dann wenden.

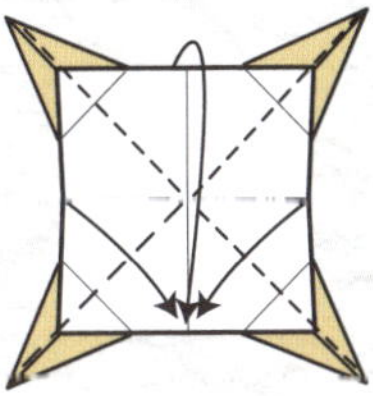

13. Diagonale Talfalten und waagerechte Bergfalte anbringen. Figur wie ein zusammengeschobenes Dreieck (siehe Grundlagen) zusammenklappen.

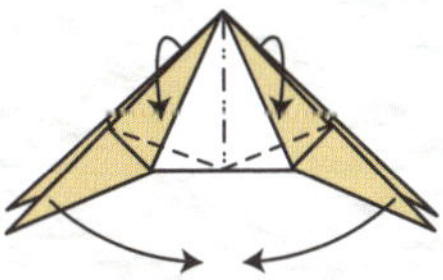

14. Die oberste Lage der oberen Spitze wie dargestellt nach unten aufklappen. Dabei gleichzeitig die linke und rechte Zacke zusammendrücken.

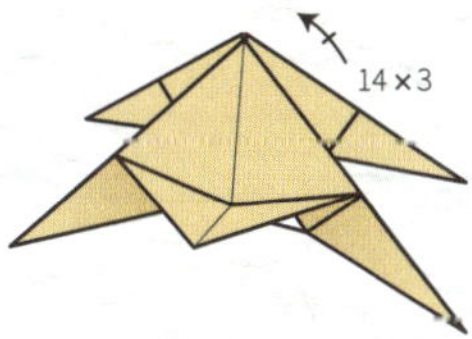

15. Schritt 14 an allen restlichen Seiten wiederholen.

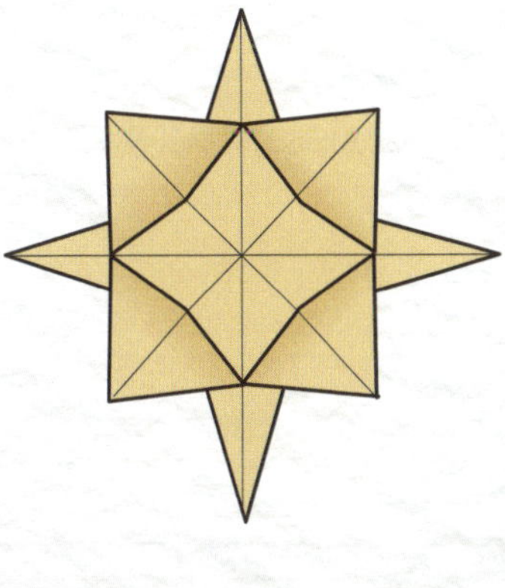

63

HINFÜHLEN

Bislang nicht gekannte Erfahrungen machen: Die Möglichkeit besteht jederzeit, überall. Sie müssen sich dazu nicht auf große, kostspielige Reisen begeben und brauchen dazu keinerlei Mittel oder Geld. Einen Spaziergang im Regen barfuß unternehmen, sich trauen morgens kalt zu duschen, ein richtig unangenehmes Thema endlich ansprechen ohne Angst vor Kritik und Verletzung.

Muten Sie sich ruhig auch mal etwas zu, was Ihnen zunächst nicht machbar erscheint. Sie werden sehen: Unser System dankt uns Abwechslung und neue Eindrücke immer mit einem guten Gefühl.

LIES MAL WIEDER!

64

Indem Sie dieses Buch in Händen halten und darin lesen, machen Sie schon einen großen Schritt in Richtung Glück! Denn Forscher haben in Studien herausgefunden, dass Leser im Durchschnitt glücklicher sind als Nichtleser.

Falls Sie es noch nicht richtig bemerkt haben: Lesen entspannt. Alle „Leseratten" kennen dieses unvergleichliche Gefühl, sich ganz auf eine neue Lebenswelt, eine neue Sichtweise, ein bislang unbekanntes Wissensfeld einzulassen – und so dem Hirn Nahrung zu geben. Nahrung, die es braucht, um sich zu entfalten und zu entwickeln – und so noch mehr spannende, neue Eindrücke und Inspirationen aufnehmen und geben zu können.

65 →

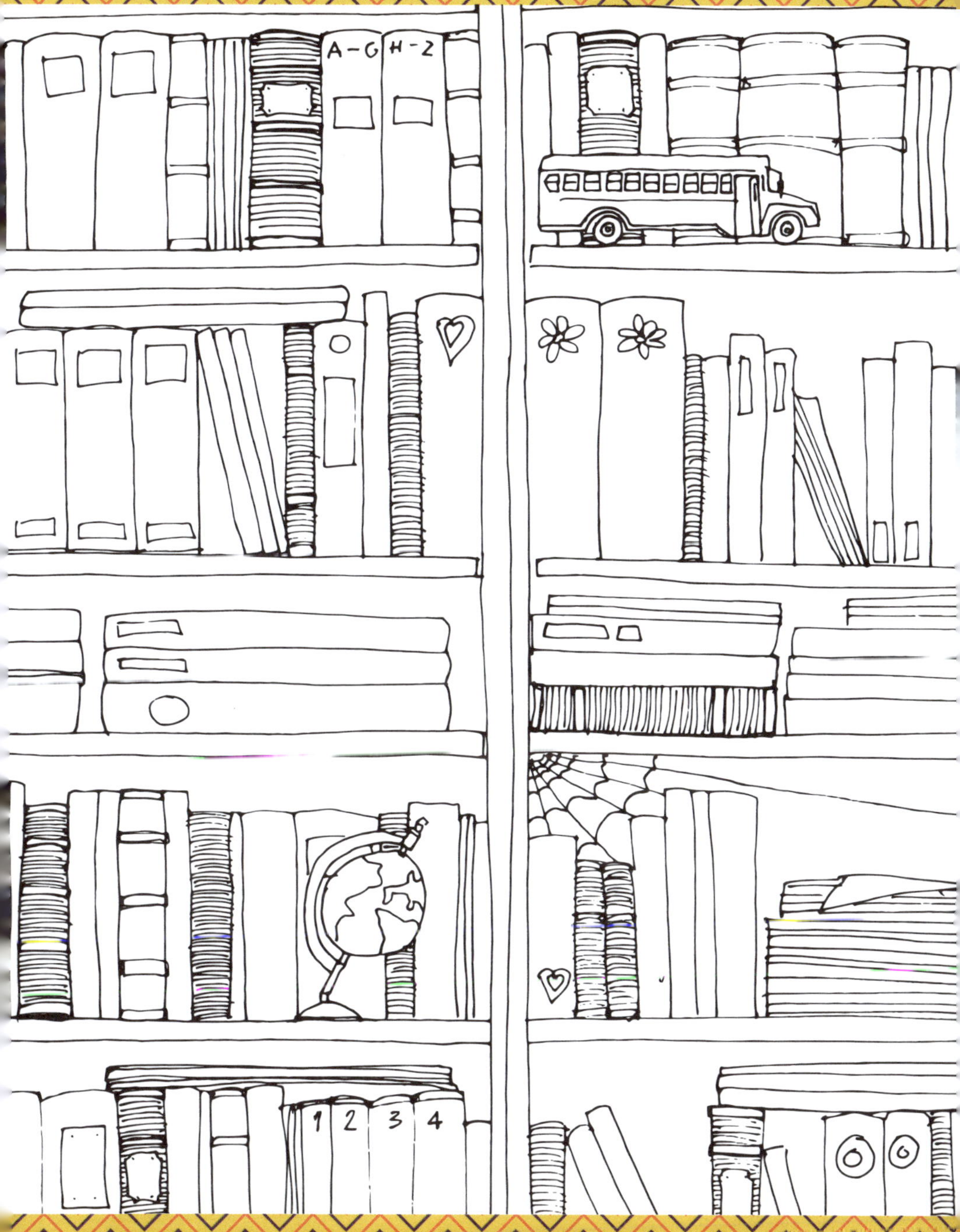
A-G
H-Z
1
2
3
4

GIBT'S WAS NEUES?

Telefon! Wahrscheinlich ein Anruf. Oder zumindest die Meldung, dass irgendwo etwas gepostet wurde, dass uns etwas angeht. Eine Person, die wir kennen (mehr oder weniger) lässt uns etwas wissen. Das Signal, dass das Smartphone von sich gibt, hat jedenfalls immer einen Effekt auf unser Gehirn: Es ist was passiert, womit ich mich auseinandersetzen muss.

Wie erholsam ist es, sich dem Strom der Neuigkeiten zu entziehen, indem man auf diese Zeichen nicht mehr unausgesetzt reagiert. Klingeln lassen, ganz abstellen, nicht nachschauen, welche Neuigkeit uns erreicht.

Denn wenn wir ehrlich sind, sind es doch selten wichtige Nachrichten, sondern nur Momente der Zerstreuung und Ablenkung, die aber nicht unbedingt einen positiven Effekt haben. Oft genug reißen sie uns nur raus – aus einem guten Gedanken, aus der Stille, aus der Begegnung mit uns selbst.

Sammlungshaltung

Diese Haltung aus dem Yoga dient der Konzentration, z. B. auf eine bevorstehende Übung oder auch eine (schwierige) Aufgabe. Die Yogis bezeichnen sie auch als Konzentrations- oder Gebetshaltung. Die Übung bewirkt eine Sammlung des Geistes und einen Rückzug nach innen. Der Alltag wird ausgeblendet, die Gedanken beiseitegeschoben. Dabei richten Sie mit geschlossenen Augen den Blick nach innen in den Raum Ihres Körpers und werden ganz ruhig.

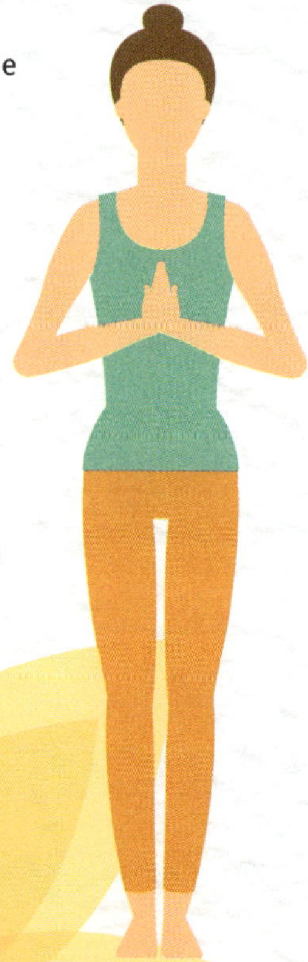

1. Stehen Sie aufrecht auf einer Unterlage und heben Sie die Hände vor den Körper in Höhe des Brustkorbes.
2. Legen Sie die Handflächen aufeinander und heben Sie die Ellbogen so weit, dass sie vor dem Körper eine waagerechte Linie bilden. Die Fingerspitzen zeigen nach oben.
3. Schließen Sie die Augen und gehen Sie in sich. Atmen Sie dabei ruhig und gleichmäßig. Verharren Sie mindestens 60 Sekunden in dieser Haltung.
4. Lösen Sie die Haltung auf, indem Sie die Hände auseinandernehmen und die Arme neben den Körper sinken lassen. Entspannen Sie sich.

68

Rosmarin-Bodyspray

Frische Kräuter in seine Kosmetik zu integrieren, ist einfach wunderbar. Doppelte Freude macht es, wenn sie sogar aus dem eigenen Garten, vom Balkon oder von der Fensterbank stammen. Vielleicht haben Sie die Kräuter sogar selbst gezüchtet? Für dieses duftende Körperspray wird Rosmarin verwendet, der die Hautdurchblutung stimuliert und die Körperkräfte aktiviert.

ZUTATEN:

30 g getrockneter Rosmarin * 400 ml Wasser
40 ml kosmetisches Basiswasser * Pumpzerstäuber

Herstellung

Das Wasser aufkochen. Den Rosmarin in einer Schüssel damit übergießen und zugedeckt erkalten lassen. Den Sud durch ein Haarsieb in eine zweite Schüssel gießen. Das kosmetische Basiswasser hinzugeben. In einen Pumpzerstäuber abfüllen.

Anwendung und Haltbarkeit

Bodyspray mit etwas Abstand auf den Körper sprühen. In einem gut verschlossenen Behälter beträgt die Haltbarkeit bei kühler Lagerung ca. zwei Monate.

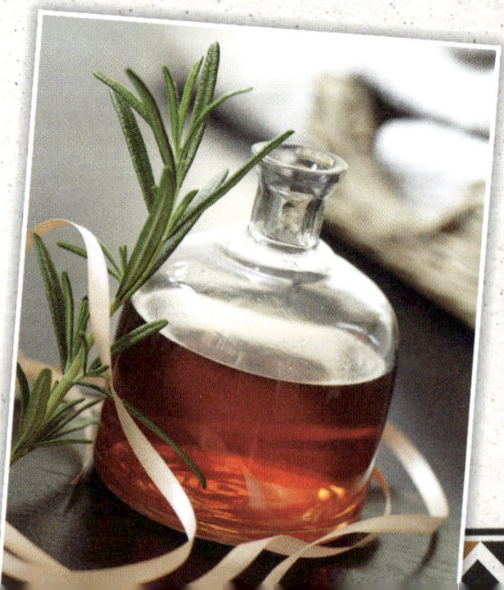

Tipp

Lust auf Veränderung? Dann einfach das Bodyspray der Stimmung anpassen: Mit Kamille wirkt es beruhigend, mit Salbei straffend und adstringierend, mit Löwenzahn antibakteriell und entzündungshemmend.

69

Eine Frage ...

Welches Buch hat Sie in den letzten fünf Jahren am meisten geprägt?

70

LASS DICH FALLEN

Es gibt eine einfache Übung, um das Vertrauen in seine Mitmenschen zu üben und dabei Glücksgefühle zu erzeugen. Drei Menschen braucht es für die Übung. Einer kniet oder sitzt im Schneidersitz in der Mitte. Die beiden anderen knien ebenfalls und sind der Person in der Mitte zugewandt.

Die Person in der Mitte lässt sich nun nach rechts zur Seite fallen, bis sie von der Person rechts von ihr daran gehindert wird, auf den Boden zu fallen. Von dort wird sie nun mit sanftem Schwung Richtung Mitte zurückbefördert, von wo aus sie sich nach links fallen lässt und dort ebenfalls von sicheren Händen aufgefangen wird. Diese Pendelbewegung sorgt für Entspannung und Vertrauen. Und sie macht einfach Spaß.

71

Den Fluss UNTERBRECHEN

Alles fließt. Nichts verändert sich. Das ist soweit klar. Auch unsere Gedanken befinden sich in einem permanenten Fluss. Eigentlich haben wir uns schon prima daran gewöhnt, dass ein Gedanke den nächsten ablöst. Oft überschlagen Sie sich sogar. „Wie bin ich jetzt darauf gekommen?“, fragen wir uns, und wundern uns, über wie viele Ecken die unruhigen Gedanken gerade gehüpft sind.

Wäre es nicht schön, mal einen Moment ohne diese Gedanken zu erwischen? Hirn und Seele kurz ausschnaufen zu lassen? Einfach in Ruhe gelassen zu werden von dem ewigen Singsang der Gedanken? Genau das ist die Idee, um die es bei Meditation geht.

Versuchen Sie mal, sich mit geschlossenen Augen still hinzusetzen, egal in welcher Haltung, tief, ruhig und gleichmäßig zu atmen und den Moment abzupassen, an dem ein Gedanke vorübergezogen ist und der nächste noch nicht da. Dazwischen: himmlische Leere und Stille. Wenn Sie die Erfahrung einmal gemacht haben, werden Sie diesen Moment immer wiederholen wollen.

72

BLICK NACH OBEN

Vor ein paar Jahren hat in Köln eine Gruppe von Architekten an mehr oder weniger auffälligen Stellen in der Stadt einen Schriftzug auf die Straßen drucken lassen. Es steht nun hier und da „Blick heben", was Passanten dazu veranlassen soll, mehr von der Architektur ihrer Stadt wahrzunehmen als nur den Straßenbelag oder ein paar Schaufenster.

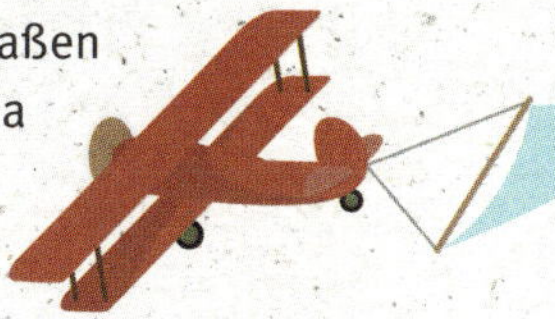

Wie wäre es, wenn Sie – unabhängig davon, ob sie sich gerade in einer Stadt befinden oder nicht – diesem Motto folgen und sich mal genau anschauen, was es oben alles zu sehen gibt. Wolkenbilder, Wildgansformationen, Dachgärten, kunstvolle Giebel. Es gibt sehr viel zu sehen. Und besser für die Haltung ist es auch.

73

„Verweile nicht in der Vergangenheit, träume nicht von der Zukunft. Konzentriere dich auf den gegenwärtigen Moment."

BUDDHA

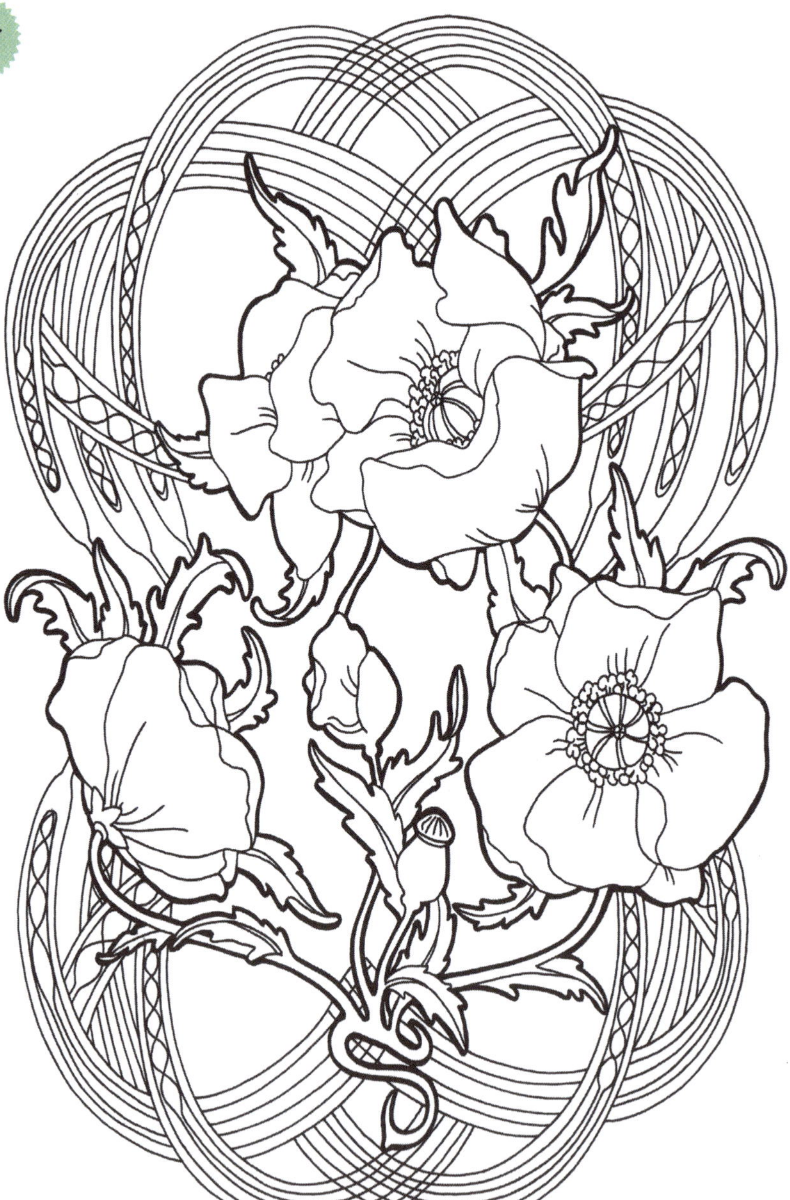

Besser sein

Für viele von uns bedeutet das Leben auch immer Wettbewerb. Wer hat das schönere Haus, das größere Auto, die klügeren Kinder, das schnellere Pferd? Es liegt in unserer Natur, so zu denken. Die anderen zu überflügeln bedeutete in Zeiten, als wir noch vorm Säbelzahntiger auf der Flucht waren, schlichtweg überleben. Wer schneller war, der war auch schneller weg, und so wurde im Zweifel der andere gefressen.

Lassen wir im heutigen Leben diese Gedanken lieber weg! Der Beruf macht mehr Spaß, wenn wir uns nicht ständig mit den Kollegen messen, und das Eigenheim gefällt uns meistens am besten, wenn wir es mit eigenen Augen sehen und nicht mit denen der Nachbarn. Schließlich ist uns nur ein Leben gegeben. Und dieses Leben gehört nur dem, der es lebt, nicht den anderen, die es beurteilen oder mit uns wettstreiten. Ohne Vergleiche lebt es sich besser und intensiver.

KISSEN BESTICKEN

Sticken ist wunderbar entspannend. Auf und ab die Nadel, auf und ab, auf und ab – fast schon eine kreative Meditation. Machen Sie Ihren Kopf leer, stoppen Sie das Gedankenkarussell und konzentrieren Sie sich nur auf ein Kreuzchen nach dem anderen. Das hübsche Kissen können Sie anschließend z. B. als Meditationskissen benutzen. Oder einfach als ganz besonderes Accessoire für Ihr Sofa.

Größe: 40 x 40 cm

Vorlage s. Seite 95

MATERIAL

» Kissenbezug aus Wollfilz in Creme mit vorgestanzten Löchern, 63 x 63 Löcher, 40 x 40 cm

» je 50 g Wolle in Graublau, Apfelgrün, Türkis, Zinnoberrot und Maronibraun (100 % Baumwolle, LL 125 m/50 g)

» Kissenfüllung, 40 x 40 cm

Außerdem

» Sticknadel, Größe 20–22

Anleitung

1. Das Muster laut Vorlage mit Kreuzstich auf das Kissen sticken. Die auf der Vorlage weiß gekennzeichneten Teile werden nicht gestickt.
2. Die Filzplatten an drei Seiten mit Vorstich, wie auf dem Foto zu sehen, vernähen.
3. Die Kissenfüllung zwischen den zwei Filzplatten platzieren.
4. Zum Schluss die vierte Seite ebenfalls mit Vorstich zusammensticken und die Fadenenden zwischen den Filzplatten verknoten.

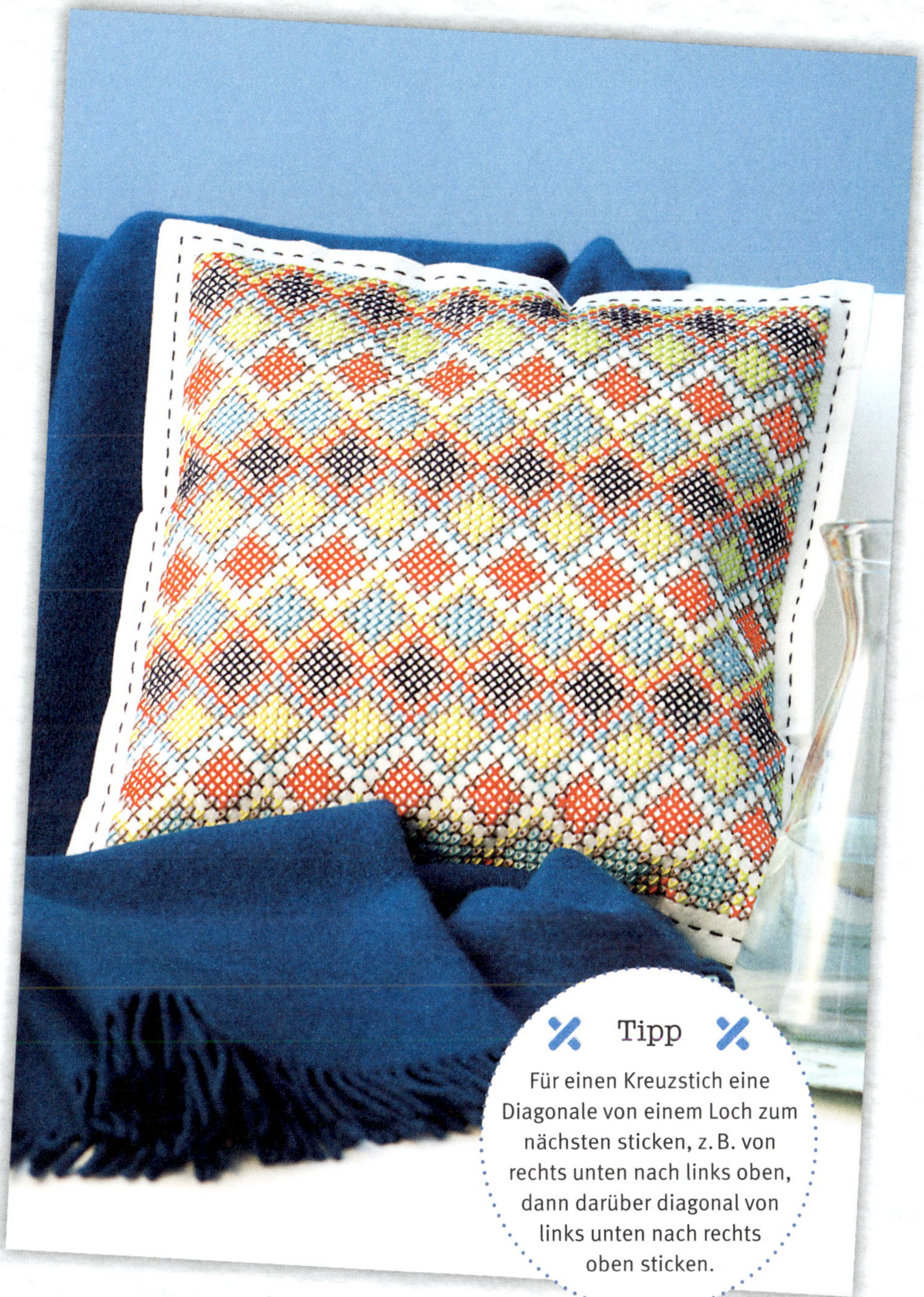

Tipp

Für einen Kreuzstich eine Diagonale von einem Loch zum nächsten sticken, z. B. von rechts unten nach links oben, dann darüber diagonal von links unten nach rechts oben sticken.

77

KREATIVITÄT FÖRDERN

Um sich in Meditation zu üben, braucht man Geduld, Disziplin und im wahrsten Sinne des Wortes einen langen Atem. Das ist die gängige Meinung zum Thema Meditation und zum Teil ist das auch zutreffend.

Meditation hat aber auch einen direkten Effekt auf unser Tun, selbst wenn wir weder geübt darin sind, noch besonders talentiert in regelmäßigem Stillsitzen. Wer sich auf eine kreative Aufgabe vorbereiten möchte, der tut dies am effektivsten durch Meditation. Sei es das Brainstorming im Büro, die nächste Keramikarbeit oder ein persönlicher Brief.

Dann hilft es, sich eine Weile hinzusetzen oder auf einer bequemen Unterlage auszustrecken, je nachdem wie die Umstände gerade sind, die Hände auf Bauch und Brust zu legen und sich auf den Atem zu konzentrieren. Beobachten Sie dabei alle körperlichen und geistigen Empfindungen, die aufsteigen. Fühlen Sie hin und spüren Sie nach.

Dann machen Sie sich frisch gestärkt und mit neuer Energie versehen an die Arbeit. Sie werden sicherlich sehr bald einen Unterschied bemerken!

DAS LEBEN IST SCHÖN!

Diese Seite ist dem Leben gewidmet und zwar seiner schönsten Seite! Bestimmt erinnern Sie sich noch an Momente, in denen Sie rundum glücklich waren. Denken Sie dabei nicht an die großen Ereignisse in Ihrem Leben wie die Begegnung mit der großen Liebe oder die ersten Schritte der Kinder, sondern an kleine Glückssplitter: Die warme Sonne auf der Bettdecke an einem Sonntag, das Funkeln der Sterne in einer klaren Nacht, ein freundschaftliches und offenes Wort mit dem ewig schlecht gelaunten Nachbarn.

Hier ist Platz, um zehn solche Momente festzuhalten, an denen Sie sich auf der sonnigen Seite des Lebens befunden und es in seiner ganzen Schönheit wahrgenommen haben.

1. ....
2. ....
3. ....
4. ....
5. ....
6. ....
7. ....
8. ....
9. ....
10. ....

NICHTS ALS MUSIK

Es ist schade, dass Musik zu einer so beiläufigen Sache geworden ist. Selten hört man einfach nur Musik, sie ist vielmehr zu einem Hintergrundrauschen geworden, das einen auf Schritt und Tritt verfolgt. Beim Friseur, im Restaurant, im Fitness-Studio: Überall dudelt im Hintergrund Musik, mal mehr, mal weniger störend.

Musik ist aber viel zu wertvoll, um sie nur nebenbei zu konsumieren. Wie wäre es, sich einfach für ein Lied oder zwei still aufs Sofa zu setzen und einfach nur zuzuhören? Von Anfang bis Ende. Dabei nicht nur auf die Melodie zu achten, sondern auf die Begleitung, auf die Basstöne? Auf verschiedene Instrumente und Stimmlagen. Sie werden merken, dass Musik auf diese Weise eine ganz neue Qualität gewinnt. Vielleicht bekommen Sie Lust auf mehr und hören sich demnächst eine ganze Oper an! Oder ein Musical. Oder ein Live-Rockkonzert. Oder …

80

ACHTSAM AUTO FAHREN

Vielleicht erscheint Ihnen dieser Vorschlag etwas absurd. „Ich bin immer aufmerksam beim Autofahren“, mag einer denken. Es geht aber nicht um die ohnehin geforderte Aufmerksamkeit im Straßenverkehr, sondern um ein Bewusstsein, das ein wenig darüber hinausgeht.

Im Grunde geht es auch nur darum, sich durch ruhige Atmung immer wieder einmal an den Ort des Geschehens zurückzuholen, sich vor Augen zu führen, wo man sich befindet und was man gerade tut.

Gerade das Atmen führt auch dazu, dass man mit weniger unruhiger Eile unterwegs ist und sich weniger darum kümmert, wer von den anderen Verkehrsteilnehmern sich wieder einmal völlig falsch und rücksichtslos verhält.

81

EINE FRAGE ...

Welche Ihrer Kleidungsstücke hatten Sie mindestens ein Jahr lang nicht mehr an – und warum nicht? (Weg damit! Ihr Kleiderschrank wird sich freuen.)

EINGEFAHRENE PFADE

Erinnern Sie sich noch an die Murmelbahn in der Kindheit? Eine Konstruktion aus Holz oder auch ein selbst errichteter Sandberg. Darauf Bahnen, in denen eine Murmel entweder über diverse Holzetagen oder spiralförmig durch den Sand nach unten rollte.

Eins war dabei klar: Die Murmel kann nur den einen für sie vorgesehenen Weg nehmen. Mit vielen Gedanken und Gefühlen, die wir seit unserer Kindheit kennen, geht es uns ähnlich: Sie laufen auf immer gleichen Bahnen. Was einmal eingegraben, in uns geprägt ist, lässt sich schwer verändern, auch wenn diese Gedanken überflüssig sind oder uns sogar stören.

Dieses Bild kann man verinnerlichen und sich dann und wann in Erinnerung rufen, wenn lästige Gedanken immer wieder die gleichen Bahnen durchs Gehirn ziehen. Das zu erkennen ist ein wichtiger Schritt. Um diese Erkenntnis reicher, kann man versuchen, die Murmel auf einen anderen Weg zu schicken, außerhalb der vermeintlich für sie vorgesehenen Bahn.

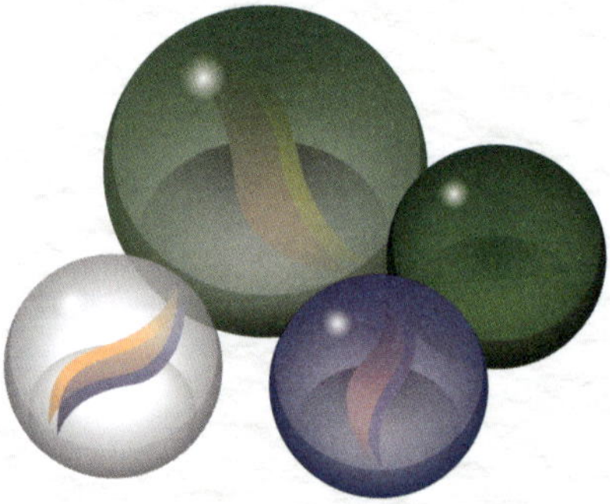

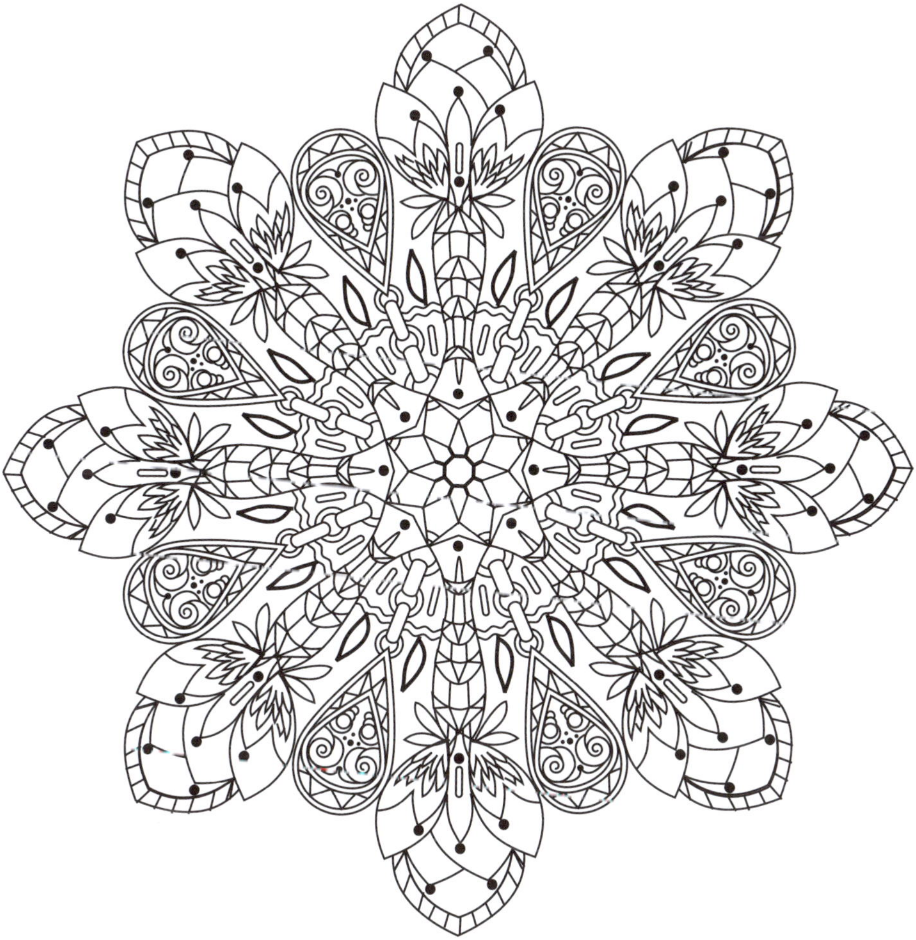

UNVOREINGENOMMEN SEIN

Viele Leute betrachten es als nicht gerade angenehm, einen Raum voller Menschen zu betreten, insbesondere dann, wenn man sich miteinander bekanntmachen soll. Vielleicht haben Sie schon einmal beobachtet, dass man in einer solchen Situation seine Mitmenschen besonders kritisch sieht. Das kann an den Erwartungen liegen, die man an sich selbst stellt, oder an dem Druck, den man in der fremden Situation spürt.

Darum ist es eine gute Übung, sich in einer solchen Situation in Erinnerung zu rufen, dass die meisten Menschen wohlwollend sind und dass wir die freundlichste Rückmeldung bekommen, wenn wir selbst freundlich sind. Unvoreingenommenheit kann man sich angewöhnen. Und wenn man erst einmal die Erfahrung gemacht hat, wieviel leichter man in Kontakt kommt und wieviel ergiebiger eine unvoreingenommene Begegnung dann ist, wird man sich bald fragen, wieso man früher so zurückhaltend und negativ gestimmt war.

85

Faszination DER FARBEN!

Das Folgende kennen Sie vielleicht noch aus dem Kindergarten – Zeit, diese scheinbar bekannte Technik für sich als Erwachsenen neu zu entdecken! Nehmen Sie sich ein weißes Blatt Papier und bemalen Sie es knallbunt mit Wachsmalstiften, einfach kreuz und quer, die komplette Fläche. Anschließend malen Sie mit schwarzem Wachsmalstift darüber. Nun kommt der kreative Teil: Mit einem Schaschlikstäbchen aus Holz kratzen Sie mit dem glatten oder spitzen Ende Muster und Motive in die schwarze Schicht, sodass die bunten Farben hervorleuchten.

Suchen Sie sich z. B. ein Muster aus, das Sie selbst erfunden haben oder abzeichnen, oder entwerfen Sie ein Mandala. Entdecken Sie all die Farben, die Sie zuvor aufgemalt haben, neu. Leuchten sie nicht wunderbar unter der schwarzen Schicht hervor? Atmen Sie ruhig und gleichmäßig, lassen Sie sich Zeit. Der Weg ist hier das Ziel.

86

„Die Frage ist nicht,
was man betrachtet –
sondern was man sieht."

HENRY DAVID THOREAU
(1817–1862)

87

IMMER IM BLICK

Inspirierende Zitate großer Persönlichkeiten, die zum Nachdenken über Achtsamkeit und das Leben anregen, gibt es viele. Einige finden Sie in diesem Buch. Vielleicht haben Sie auch ein oder mehrere Lieblingszitate, die Sie durch einen Teil Ihres Lebens begleitet haben. Wäre es nicht schön, wenn wir diese täglich im Blick hätten? Dabei helfen hübsche Upcycling-Kühlschrankmagnete. Auch Lieblingsfotos haben hier Platz. So werden Sie jeden Tag daran erinnert, ein achtsames Leben zu führen.

Größe: individuell je nach verwendetem Deckel

MATERIAL

- Metalldeckel, z. B. von Marmeladengläsern, sauber und trocken, ca. ø 9 cm
- Magnete, ø 1 cm (pro Deckel werden zwei benötigt)
- Fotos oder ausgedruckte Sprüche
- Kordel in Türkis oder Pink, Länge je nach Umfang des Deckels

WERKZEUG

- Heißkleber
- Folienstift in Schwarz
- doppelseitiges Klebeband

1. Die Fotos oder Texte passend für die Deckel zuschneiden. Am einfachsten gelingt dies, indem Sie den Deckel als Vorlage auf Ihren Ausdruck legen und einmal mit dem Bleistift rings herum fahren. Schneiden Sie dann innerhalb des Kreises das Motiv aus und kleben Sie es mit doppelseitigem Klebeband auf die Innenseite des Deckels.
2. Da das Bildchen oder der Spruch allein ein wenig schnöde aussehen, verzieren wir den Deckel zusätzlich mit einer bunten Kordel. Diese verdeckt zudem unsaubere Schnittkanten. Um die richtige Länge der

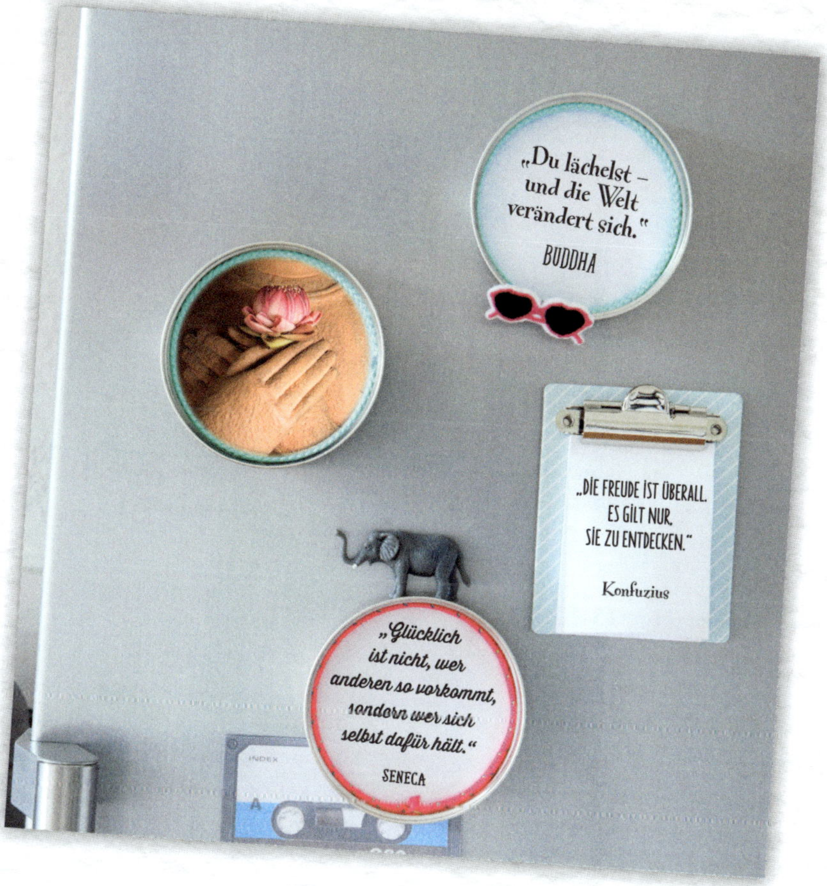
„Du lächelst – und die Welt verändert sich."
BUDDHA
„DIE FREUDE IST ÜBERALL. ES GILT NUR, SIE ZU ENTDECKEN."
Konfuzius
„Glücklich ist nicht, wer anderen so vorkommt, sondern wer sich selbst dafür hält."
SENECA

Kordel zu ermitteln, legen Sie sie einfach um das Motiv herum und schneiden sie in der passenden Länge zu. Mit etwas Heißkleber fixieren.

3. Zum Schluss fehlen nur noch die Magnete! Fixieren Sie jeweils zwei mit einem Tropfen Heißkleber auf der Rückseite – schon ist Ihr achtsamer Magnet fertig!

TIPP

Statt ein Zitat einzukleben, können Sie die Deckel innen auch mit Tafelfarbe ausmalen und mit einem Kreidemarker immer wieder ein neues Zitat, das Sie gerade mögen, hineinschreiben.

ZUGVÖGEL

Wenn man zu Beginn des Herbstes, je nachdem wie die Temperaturen so sind, Augen und Ohren offen hält, wird man Zugvögel entdecken, die sich in Pfeilform formieren. Manchmal ist sogar zu beobachten, wie sie sich am Himmel an einem bestimmten Ort versammeln, um dann in größerer Gruppe weiterzufliegen.

Dabei kann man sich fragen, woher die Vögel ihre Treffpunkte kennen und wie sie sich untereinander verständigen. Ihr Anblick ist nicht nur wunderschön, sondern birgt auch ein Geheimnis, ein Wissen um Dinge, die wir nicht verstehen. Ist das nicht wunderbar? Halten Sie kurz an, wenn Sie die Vögel sich versammeln sehen und gehen Sie, nur ein kleines Stück, gedanklich mit ihnen auf die Reise.

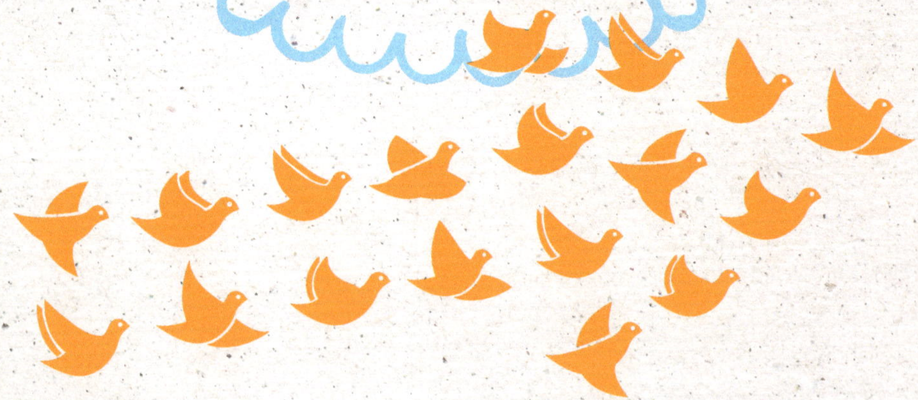

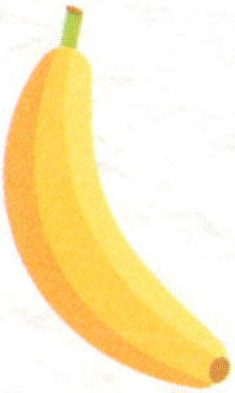

Energy-Shake

Wenn es trotz achtsamer Elemente in Ihrem Leben mal anstrengend wird, sorgt dieser vegane Milchshake mit Datteln und Matcha für Energieschübe. Der pulverisierte Matchatee gibt dem Getränk seine besondere Geschmacksnote, Banane und Datteln sorgen für angenehme Süße.

ZUTATEN FÜR 2 PORTIONEN:

300 ml Pflanzenmilch (Soja-, Hafer- oder Reismilch)
½ Banane * 150 g gefrorene, entsteinte Datteln
½ Tl Matchatee-Pulver * 6–7 Eiswürfel

1. 200 ml der Pflanzenmilch mit der Banane und den gefrorenen Datteln in einen Mixer geben. Auf höchster Stufe möglichst fein mixen. Matchatee-Pulver hinzufügen.
2. Die restliche Pflanzenmilch und die Eiswürfel hinzufügen und alles nochmals mindestens 30 Sekunden mixen.
3. In Ruhe genießen.

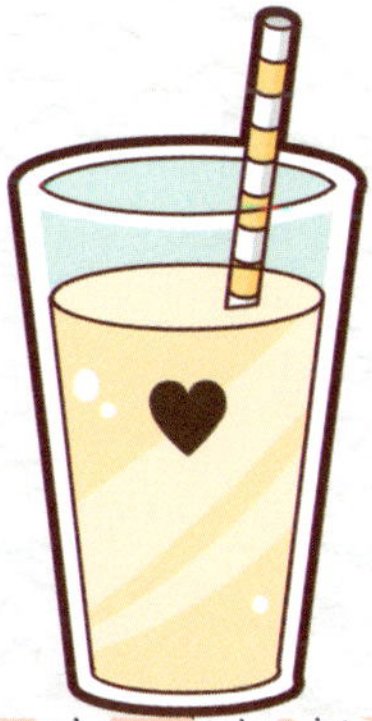

NEUES AUSPROBIEREN

Bei der Evolution des Menschen hat sich ein Prinzip als besonders wirkungsvoll herausgestellt: die Konditionierung. Hinter dem Begriff verbirgt sich das Phänomen, dass wir, je nachdem, welchen Effekt eine Handlung hat, diese in Zukunft wiederholen – oder eben vermeiden. Je nachdem, ob das Ergebnis für uns gut oder schlecht war.

In vielerlei Hinsicht ist dieses Prinzip ein sehr wirkungsvolles. Wir fassen kein zweites Mal auf eine heiße Herdplatte, setzen uns nochmal in die Achterbahn, in der uns beim ersten Mal schlecht geworden ist, oder streicheln einen unbekannten Hund, auch wenn er noch so unschuldig dreinblickt. Was einmal negativ ist, läuft immer negativ.

Ist das wirklich so? Der Ausgang wie vieler Situationen, von denen Sie Schlimmes befürchten, ist wirklich in Stein gemeißelt? Natürlich ist die glühende Herdplatte auch beim nächsten Mal zu heiß! Aber was würde wohl geschehen, wenn Sie weiterhin freundlich zu dem Kollegen sind, der Sie letzte Woche scheinbar beleidigt hat? Was passiert denn schlimmstenfalls, wenn Sie sich doch mal wieder auf eine Party trauen, bei der Sie kaum jemanden kennen? Möglicherweise erleben Sie diesmal einen ganz tollen Abend und lernen nette neue Menschen kennen. Verbauen Sie sich keine guten Erfahrungen, indem Sie sich zu oft auf alten Trampelpfaden bewegen – Ihre Urinstinkte haben nämlich in Ihrem modernen Leben nicht an jeder Ecke was mitzureden. Gehen Sie achtsam mit ihnen um!

91

Eine Frage …

Warum genau ist Ihr aktuelles Lieblingslied eigentlich Ihr Lieblingslied?

92

HEUREKA!

„Heureka!“, soll Archimedes ausgerufen haben, als er in der Badewanne dem sogenannten Archimedischen Prinzip auf die Spur gekommen war. Worum es sich da genau handelte, soll uns nicht weiter interessieren, aber der Heureka-Moment ist gerade für verkopfte Menschen sehr interessant.

Heureka bedeutet „Ich hab's!“. Dem voraus gehen nicht unbedingt geordnete Studien, schriftlich verfasste Nachweise, logisch aufeinander aufbauende Gedanken. Nein, es kann auch sein, dass uns plötzlich etwas zufällt, was uns noch vor kurzer Zeit unlösbar schien.

Heureka-Momente sind darum kostbar, sie erleichtern uns und machen uns froh. Prägen Sie sich die Momente ein. Das nächste Problem kommt bestimmt und ist dann schon gleich viel weniger bedrückend. Denn der nächste Heureka-Moment kommt ebenso bestimmt!

93

Schreib mal wieder

In den heutigen Zeiten ist es durch Emails und Mobiltelefone so leicht geworden, ständig miteinander zu kommunizieren, dass Briefe völlig aus der Mode gekommen sind. Dabei hat das Briefe schreiben sehr viele positive Aspekte.

Zum einen sitzt man bewusst mit einem Blatt Papier und widmet alle Gedanken der Person, der man schreiben möchte. Viel korrigieren kann man nicht, also überlegt man etwas genauer, anstatt gedankenlos daherzuschreiben. Und man nimmt sich die Zeit, ein paar Gedanken auszuführen, anstatt, wie in Emails oft üblich, auf die knappe Zeit zu verweisen und auf später zu vertrösten.

Vielleicht macht Ihnen diese Vorstellung Lust, es selbst einmal wieder mit einem Brief zu versuchen. Mit besonders hübschem Papier und Blümchen-Briefmarken. Mit allen aufmerksamen Gedanken für die Person, an die Sie sich wenden. Eine Reaktion wird nicht lange auf sich warten lassen.

94

„AUCH AUS STEINEN,
DIE DIR IN DEN WEG
GELEGT WERDEN,
KANNST DU ETWAS
SCHÖNES BAUEN."

Johann Wolfgang von Goethe
(1749–1832)

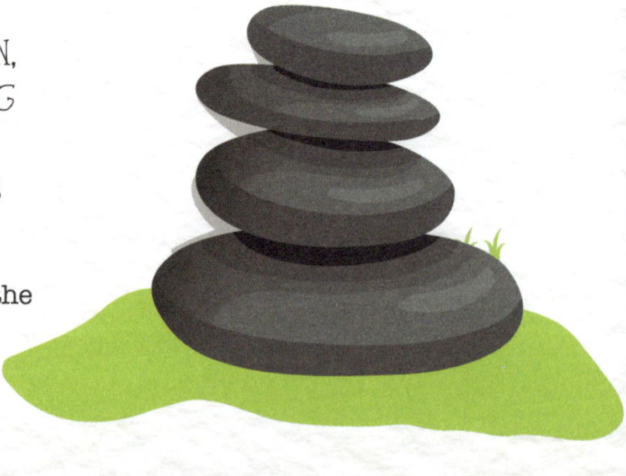

Besonderes Duscherlebnis

Wackelpudding zum Duschen? Benutzen Sie für ein besonderes Duscherlebnis doch mal etwas anderes als flüssiges Duschgel. Lassen Sie mal wieder das innere Kind frei und haben Sie Spaß an Glibber und bunter Farbe, fühlen Sie bewusst den Unterschied beim Auftragen auf der Haut, atmen Sie den entspannenden Lavendelduft ein. Viel Spaß!

ZUTATEN

15 g Gelatine * 150 g destilliertes Wasser * 220 g geruchsneutrale Flüssigseife
5 g Salz * etwas Lebensmittelfarbe in Violett
5 g Parfümöl „Geranium Lavender“
sauberes, desinfiziertes (z. B. durch Abkochen) Glas mit Deckel

1. Utensilien und Zutaten bereitstellen und abwiegen.
2. Gelatine in einer Schüssel mit dem warmen Wasser anrühren. Nun die Flüssigseife zur Gelatine geben.
3. Salz, Farbe und Duft ebenfalls sanft einrühren. Zu starke Blasen- und Schaumbildung sollte vermieden werden.
4. Nun das Duschjelly in das Glas mit Deckel geben und beim nächsten Duschen wie Duschgel verwenden.

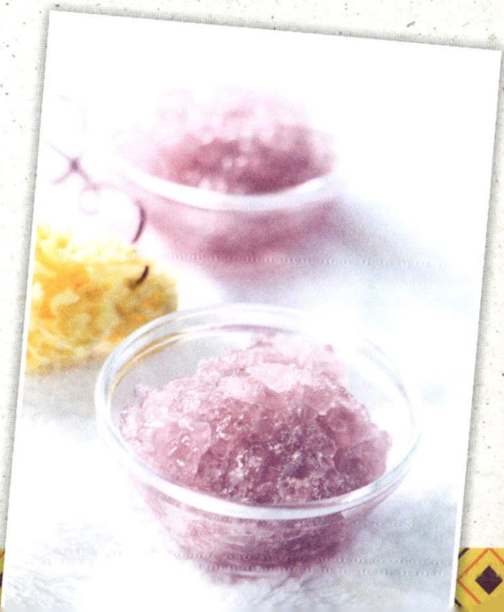

96 ATMEN IM WECHSEL

Diese Atemübung aus dem Yoga reinigt die sogenannten „feinstofflichen Kanäle" (Nadis), die den ganzen Körper durchziehen und in denen die Lebensenergie (Prana) fließt. Die Übung soll Lebensenergie speichern und den Geist beruhigen.

1. Das rechte Nasenloch mit dem Daumen der rechten Hand schließen. Langsam und tief ausatmen. Atmen Sie durch das freie linke Nasenloch tief ein, dann schließen Sie mit dem rechten Ringfinger das linke Nasenloch ebenfalls. Zählen Sie bis acht und halten Sie dabei den Atem an.

2. Lösen Sie den Daumen vom rechten Nasenloch und atmen Sie vollständig aus.

3. Nun ist die andere Seite dran. Tief durch das rechte Nasenloch einatmen, dann das rechte Nasenloch mit dem Daumen verschließen. Bis acht zählen und dabei den Atem anhalten. Zum Ausatmen den Ringfinger vom linken Nasenloch lösen.

4. Erneut links einatmen und die Wechselatmung von Beginn durchführen.

5. Beginnen Sie zunächst mit sechs Wiederholungen aller vier Phasen. Mit mehr Übung können Sie die Intensität steigern. Führen Sie jedoch nie mehr als 10 Wiederholungen aus. Nehmen Sie sich beim Ein- und Ausatmen viel Zeit und atmen Sie auf beiden Seiten gleichmäßig lang ein und aus.

Achtung: Sollte Ihnen während der Übung schwindlig werden, brechen Sie sie sofort ab und atmen Sie wieder normal. Führen Sie die Übung nicht durch, wenn Sie, z. B. durch Schnupfen, eine verstopfte Nase haben.

DANKBARKEIT

Zeit, danke zu sagen! Wer von Zeit zu Zeit Danke sagt, der schärft seinen Blick für all die guten Dinge, die uns im Leben widerfahren. Für den Flug, der doch nicht vom Pilotenstreik betroffen ist. Für eine Tasse, die uns nicht aus der Hand gefallen ist. Für einen unerwarteten Anruf oder für ein besonders gutes Gespräch. Gute Dinge gibt es immer, selbst in schweren Zeiten:

1. ....
2. ....
3. ....
4. ....
5. ....
6. ....
7. ....
8. ....
9. ....
10. ....

← 98

99

Zeig mir Deinen Weg

Noch eine Übung, um Vertrauen zu üben und Kontrolle abzugeben: Zwei machen sie, einer hat die Augen verbunden, der andere führt ihn nur mit Worten durch ein Gelände, z. B. einen Park. Der, der anleitet, achtet natürlich mit aller Sorgsamkeit darauf, dass es zu keinem Zusammenstoß kommt und dass der andere nicht über Bordsteine stolpert oder in Maulswurfshügel tappt. Der, der folgt, gibt sich den Anweisungen hin und lernt zu vertrauen, dass man sich gut um ihn kümmert und ans Ziel bringt.

Wenn dann der Zielpunkt erreicht ist, darf die Augenbinde entfernt werden und man darf sich wundern über den Ort, an dem man angekommen ist. Danach werden die Rollen getauscht. Wer mag, erzählt anschließend über Gefühle und Erfahrungen, die er gemacht hat.

100

„Du lächelst – und die Welt verändert sich."

Buddha

ORIGAMI-GRUNDFALTUNGEN UND FALTSYMBOLE

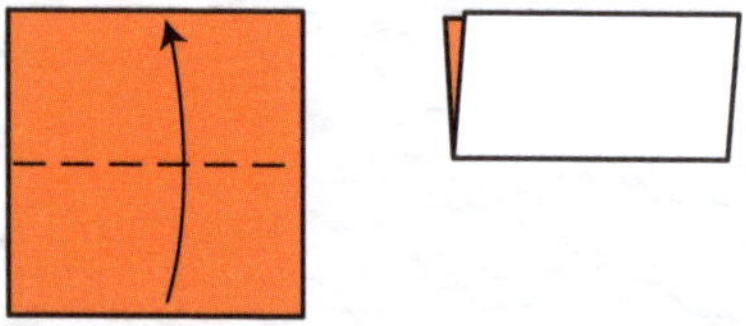

Talfalte: In Pfeilrichtung entlang der Strichlinie falten.

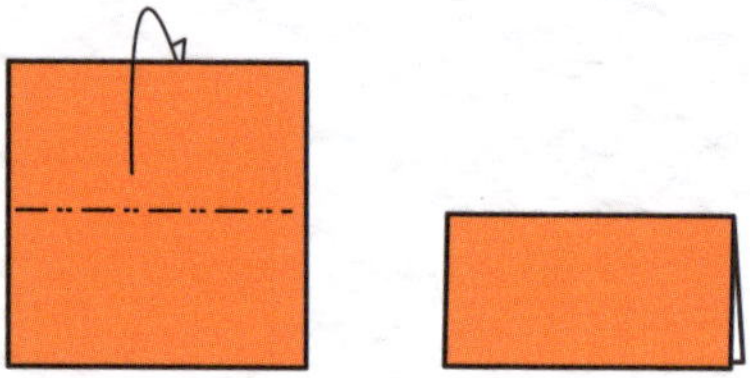

Bergfalte: Nach hinten entlang der Strichpunktlinie falten.

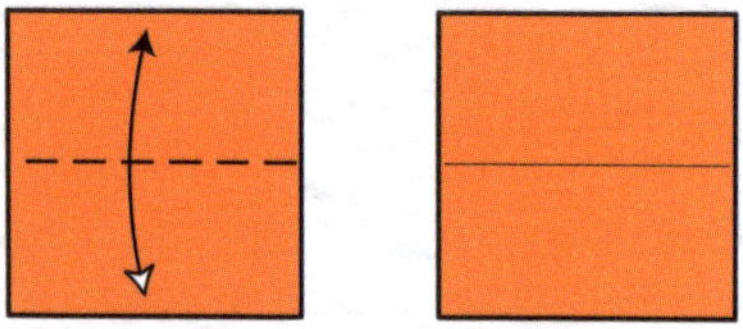

Falten und entfalten: Talfalte anlegen und wieder öffnen. Als Ergebnis entsteht ein Knick.

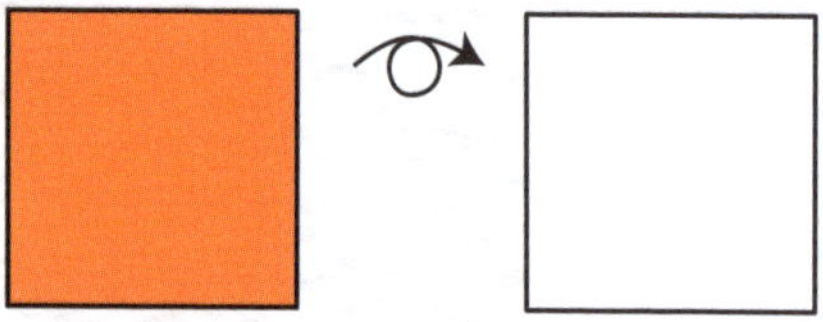

Modell wenden: Papier bzw. Modell anheben und mit der Rückseite nach oben ablegen.

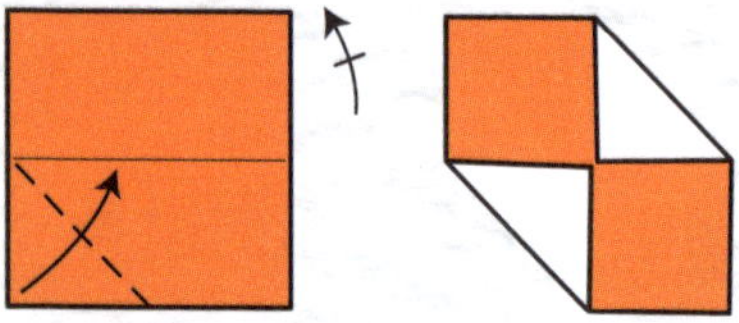

Faltschritt(e) wiederholen: Die in der vorliegenden oder auch in den vorausgehenden Skizzen dargestellten Faltanweisungen an anderer Stelle des Modells wiederholen.

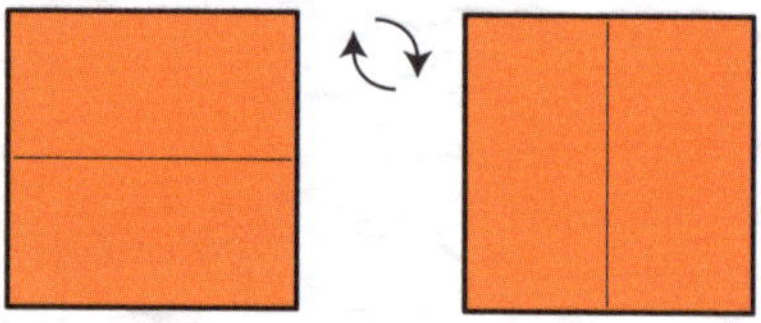

Modell um 90° rotieren: Modell um 90° um die Mittel-Achse drehen, ohne anzuheben.

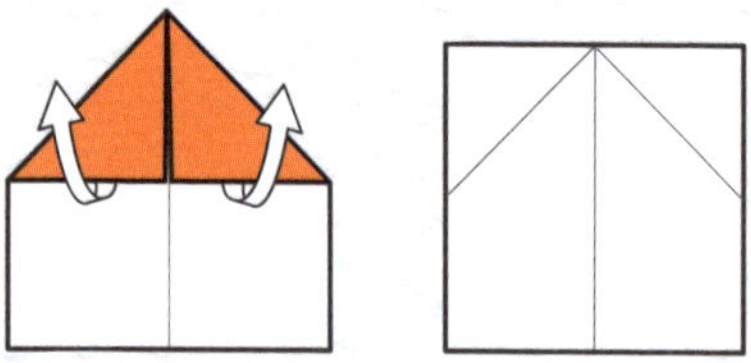

Papierlagen anheben / öffnen: Bereits gefaltete Bereiche des Modells wieder entfalten.

Zusammengeschobenes Dreieck

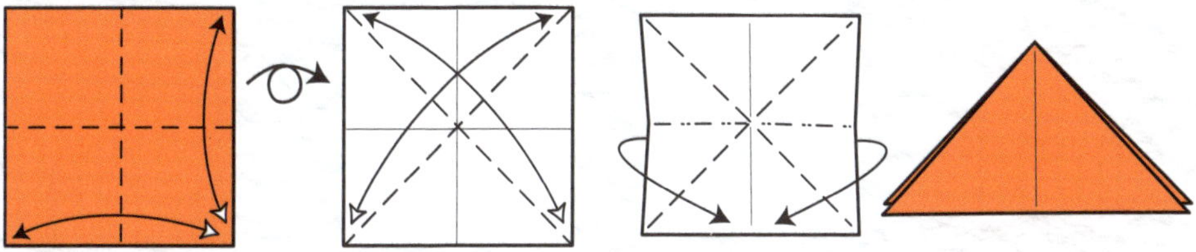

1. Das Papier zweimal zur Hälfte falten und wieder öffnen. Modell wenden!

2. Beide Diagonalen falten und wieder öffnen.

3. Mithilfe der Faltlinien aus den vorherigen Schritten das Papier zu einem Dreieck zusammenschieben. Dafür die Seiten (Strichpunktlinien) von der Oberseite aus sanft nach innen drücken, so faltet sich das Blatt fast von allein zum Dreieck.

VORLAGE

Weg 76: Kissen besticken

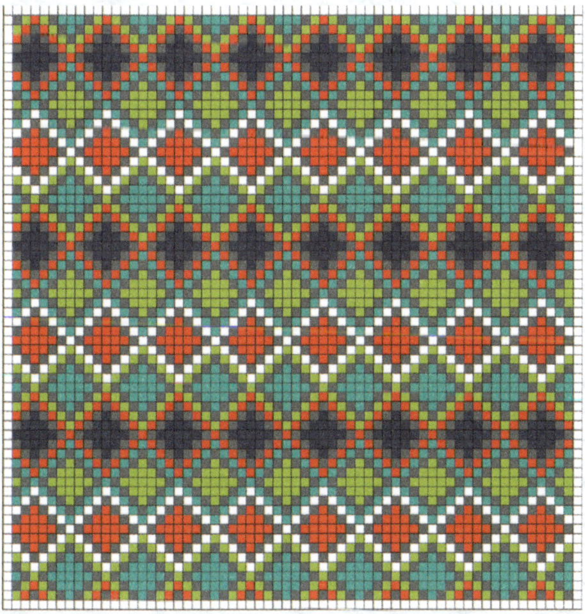

ABKÜRZUNGEN

ca.	circa
El	Esslöffel
g	Gramm
Gr.	Größe
LL	Lauflänge
ml	Milliliter
Tl	Teelöffel

TEXT- UND BILDNACHWEISE

Texte:
Delphin Verlag: Weg 8, 9, 22, 40, 48, 49, 61, 69, 81, 85 und 91 sowie jew. die Einleitung zu Weg 3, 5, 17, 21, 34, 41, 42, 76, 87 und 95
Iris Warkus: Vorwort und alle weiteren Texteinträge

Kreativ- und Wellnessideen:
Annemarie Arzberger und Manuel Obriejetan: Weg 76; Evi Binzinger: Weg 62; Sandra Catherine Breiter: Weg 17; Nina Engels: Weg 28; Elisabeth Holzer: Weg 42; Dr. Claudia Lainka: Weg 21, 52, 68 und 95; Jessica Stuckstätte: Weg 31 und 87

Rezepte:
Annette und Marco Bruhin: Weg 89; Marie Gründel: Weg 41; Susanne Grüneklee: Weg 5; Annerose Sieck: Weg 57; Christine Wiedemann: Weg 34

Yoga- und Tai-Chi-Übungen:
Dr. Thomas Methfessel: Weg 24; Barbara Klein, Jutta Schuhn, Michael Sauer, Sylvia Winnewisser: Weg 67 und 96

Ausmalbilder:
Tannaz Afschar: Weg 83; Elisabeth Galas: Weg 3; Christoph Heuer: Weg 38; Christian Schlierkamp: Weg 26 und 46; Thorwald Spangenberg: Weg 20, 59 und 65; Mia Steingräber: Weg 74 und 98

Fotos:
Ullrich Alber: Weg 42, 52, 68 und 76; Sandra Catherine Breiter: Weg 17; André Köhl: Weg 62; Maren Stöver, Cutter & Soul: Weg 31 und 87; TLC Fotostudio: Weg 34 und 57; Fotolia.com: © smspsy: Weg 8, © bubbers: Weg 87 (Buddha Kühlschrankmagnet); Designed by Molostock/Freepik: Vorwort r.

Illustrationen und Hintergründe:
Elisabeth Holzer (Faltskizzen Weg 42), Nick Robinson (Faltskizzen Weg 62)
Fotolia.com: © Iveta Angelova, © bosotochka, © Jürgen Fälchle, © kavunchik, © norsob, © tanawatpontchour, © vectorstory

Designed by Freepik.com: © 0melapics, © Alvaro_cabrera, © Anindyanfitri, © Aviyabc, © Sabrin_Deirani, © Enggang, © Freepik, © Freshgraphix, © Lapetiteprune, © Pio_pio, © Lyolya_profitrolya, © Tintysun, © Visnezh